Magersucht und Bulimie

Magersucht und Bulimie

Mut für Betroffene, Angehörige und Freunde

Manfred M. Fichter

2., aktualisierte Auflage

8 Abbildungen, 4 Tabellen

2009

KARGER

Basel · Freiburg · Paris · London · New York · Bangalore · Bangkok · Shanghai · Singapore · Tokyo · Sydney

Prof. Dr. Manfred M. Fichter
Med.-Psychosomatische Klinik Roseneck
Am Roseneck 6
83209 Prien am Chiemsee (Deutschland)

Das Titelbild stammt von einer 20-jährigen magersüchtigen Patientin, die zur Behandlung in der Klinik Roseneck, Prien am Chiemsee, war. Es wurde im Rahmen der Gestaltungstherapie gemalt und zeigt, wie die Betroffene selbst ihre Magersucht sieht: Den Mittelpunkt bildet ein schwarzer, fast verbrannt wirkender, lebloser Schattenkörper. Von der realen Gestalt sind nur ein übergroßes Bein und ein angedeuteter zweiter Fuß zu sehen. Die Patientin sagte zu ihrem Bild: «Mit der Magersucht fühle ich mich manchmal wie ein Schatten meiner selbst. Ich spüre, dass ich das nicht wirklich bin. Es bereitet mir aber große Schwierigkeiten, mich von ihm zu lösen.»

Bibliografische Information der Deutschen Bibliothek
Die Deutsche Bibliothek verzeichnet diese Publikation in der Deutschen Nationalbibliografie; detaillierte bibliografische Daten sind im Internet über < http://dnb.ddb.de > abrufbar.
ISBN 978-3-8055-9110-2

Printed in Germany on acid-free paper by VVA GmbH, NL Wesel Kommunikation/Konkordia, Baden-Baden.
ISBN 978-3-8055-9110-2

Inhalt

Zum Geleit

Wie schon im Buchtitel deutlich wird, hat Prof. Dr. Manfred M. Fichter das vorliegende Buch über Essstörungen nicht nur für Betroffene, sondern ganz besonders auch für deren Familien, Partner und Freunde geschrieben. Es richtet sich sowohl an ältere Jugendliche als auch an Erwachsene.

Prof. Fichter ist Nervenarzt und Psychotherapeut und wurde an der Universität von Kalifornien (UCLA) in Los Angeles, CA, USA, und am Max-Planck-Institut für Psychiatrie (München) ausgebildet. Seit vielen Jahren sind Essstörungen sein Spezialgebiet. Er hat mehrere wissenschaftliche Auszeichnungen erhalten und ist seit 1985 Ärztlicher Direktor und Chefarzt der Medizinisch-psychosomatischen Klinik Roseneck in Prien. Im Jahr 1999 und im Jahr 2000 war er Präsident der «Eating Disorder Research Society» (EDRS), einer internationalen Forschungsgesellschaft für Essstörungen, seit 2006 ist er Präsident der neu gegründeten Deutschen Gesellschaft für Essstörungen (DGESS e.V.).

Prof. Fichter ist auch deswegen besonders qualifiziert, diesen Ratgeber zu schreiben, weil er und sein Team viele Jahre lang sehr erfolgreiche Wochenendseminare für Angehörige von essgestörten Patientinnen durchgeführt und dabei reichhaltige praktische Erfahrungen gesammelt haben. Zwar gibt es einige englische Bücher für Angehörige von Betroffenen, aber fundierte, detaillierte Texte auf Deutsch sind Mangelware. Dieses Buch füllt hier eine Lücke. Es ist auf das Gesundheitssystem in deutschsprachigen Ländern ausgerichtet.

In den letzten zehn Jahren hat sich der therapeutische Umgang mit den Familien von Betroffenen erheblich geändert. Eltern und die Familie werden nicht mehr vorrangig als Mitverursacher der Essstörung angesehen. Heute betrachtet man ihre Ängste und Unsicherheiten vielmehr als Folge der Belastungen aufgrund der Erkrankung. Hier bezieht sich der Autor besonders auf die Arbeit von Dare und Eisler [Eisler et al., 1997], die einen deutlichen Wandel in der Praxis der Therapie und der Haltung zur Familie begründeten. Die Familien sollen verstanden und unterstützt, nicht als vermeintliche Verursacher der Essstörung der Betroffenen verteufelt werden. Prof. Fichter betont überdies, dass die früher geltende Regel, die Patientin grundsätzlich von ihren Eltern zu trennen (sog. «Parentektomie») veraltet ist und durch eine konstruktive therapeutische Zusammenarbeit mit Familienangehörigen ersetzt wurde.

Die ersten Kapitel des Ratgebers informieren die Leser über die drei Hauptformen von Essstörungen: Magersucht, Bulimie und die sogenannte «Binge-Eating»-Störung. Die Beschreibung der Störung wird ergänzt durch Informationen über frühe Warnsignale. Interessante und ergreifende Fallbeispiele veranschaulichen das Leid bei den essgestörten Patientinnen und ihren Familien. Die Schwere dieser Erkrankungen kommt hier deutlich zum Ausdruck. Tatsächlich stirbt eine der Betroffenen aus den Fallbeispielen sehr jung. Auch das Erscheinungsbild von Essstörungen wird in seiner Vielschichtigkeit dargestellt. Nicht selten kommt eine Persönlichkeitsstörung zusammen mit einer Essstörung vor. Darüber hinaus werden die körperlichen Komplikationen sowie die begleitenden Stimmungsschwankungen bei Essstörungen beschrieben.

Auch wenn die Familie an der Entstehung einer Essstörung in der Regel keine Schuld trifft, gibt es doch Verhaltensmuster in einer Familie, die den weiteren Krankheitsverlauf der Essstörung günstig oder ungünstig beeinflussen können. Prof. Fichter schildert verschiedene solcher familiären Verhaltensmuster, zum Beispiel emotionales Überengagement eines Elternteils. Dieses Verhalten verursacht jedoch nicht die Erkrankung, sondern spiegelt eher den Versuch wider, sinnvoll mit der Krankheit der Tochter umzugehen. Solche Verhaltensmuster sind oft eine Verstärkung einer zuvor schon vorhandenen Tendenz in einer Familie, die sich dann jedoch ungünstig auf die Genesung auswirken.

Der Autor gibt eine Fülle konkreter Empfehlungen, wie man sich verhalten kann, um zur Krankheitsbewältigung beizutragen und eine chaotische Kommunikation in der Familie positiv zu verändern. Beispielsweise sollten Eltern ihre Tochter mit der Realität und ihren Beobachtungen konfrontieren, wenn sie versucht, ihre Essstörung zu verheimlichen oder zu verleugnen. Sie sollten ihr klar und direkt sagen, dass es wichtig ist, mit dem Erbrechen aufzuhören. Außerdem enthält das Buch wertvolle Hinweise, wie ungünstige Kommunikationsweisen aufgegeben werden können und eine sinnvolle Abgrenzung innerhalb der Familie erreicht werden kann. Anschaulich schildert Prof. Fichter die emotionalen Spannungen, die in Familien mit einem essgestörten Kind häufig bestehen. Geschickt verwendet er Parabeln wie jene vom verlorenen Sohn, um Familien zu stärken, wenn sie angesichts der Herausforderungen durch die Essstörung dem Verzweifeln nahe sind. Mithilfe von alten Weisheiten und Sprichwörtern legt er betroffenen Eltern eine akzeptierende, nicht übermäßig kritisierende Haltung nahe, bei der sie vor allem einfühlend zuhören. Gleichzeitig warnt er vor vereinfachten Ratschlägen. Die Initiative für eine bestimmte Ausbildung oder die Wahl von Freunden und Freundinnen sollte von der Betroffenen selbst kommen. Hervorgehoben wird auch die Notwendigkeit von diplomatischem Verhalten, wenn die Betroffene streitbar ihre Essstörung verteidigt und sich in Machtkämpfe mit den Menschen verwickelt, die ihr behilflich sein möchten und wollen. Prof. Fichter empfiehlt, Ausdrücke wie «das tut man nicht» zu vermeiden und stattdessen lieber Formulierungen zu wählen wie: «Wenn ich an deiner Stelle wäre, würde ich versuchen, eine alternative Lösung zu finden. Zum Beispiel ...» und lieber «ich» zu sagen als «man». Es soll deutlich werden, dass der «Feind» die Essstörung ist, nicht die Mutter oder der Vater.

Bisweilen können Familienmitglieder – oft unbewusst – ungünstige Vorbilder für die Betroffene darstellen. Unweigerlich beeinflusst das Essverhalten in der Familie (zum Beispiel die Diäten einer Mutter, die sehr um ihr eigenes Schlanksein bemüht ist) oder die Art und Weise, wie Ehekonflikte ausgetragen werden, die Betroffene.

Ein wichtiger Abschnitt des Buches widmet sich den praktischen Schritten, die eine Familie unternehmen kann. Familien sind oft sehr unsicher, wie sie sich verhalten sollen. Ein erster Schritt, sobald frühe Warnzeichen einer Essstörung entdeckt werden, sollte der Weg zum Hausarzt sein. Es ist hilfreich, wenn ein Elternteil oder der Partner mitgehen können, denn Betroffene neigen dazu, ihre Essstörung zu verschweigen oder herunterzuspielen. Der Hausarzt sollte als außenstehende Person auch für die objektive Beobachtung des Gewichtsverlaufs herangezogen werden, wenn Untergewicht besteht.

Besonders wertvoll für die Leser ist die Darstellung von Mythen und Fehlinformationen über die Arbeit von Psychotherapeuten und Ärzten allgemein. Das wichtigste Beispiel ist vielleicht, wie notwendig der Austausch zwischen Eltern und Therapeuten ist. Der Therapeut benötigt die Informationen aus den Beobachtungen der Eltern. Andererseits benötigen die Eltern regelmäßige Hilfestellungen für das Verhalten bei den Mahlzeiten und für den Umgang mit besonders schädlichem Essverhalten. Der Therapeut muss hierbei sorgfältig abwägen, wie weit seine Schweigepflicht reicht. Dabei ist auch das Alter der Betroffenen zu berücksichtigen. Eltern jüngerer Patienten, die noch bei ihnen zu Hause leben, werden naturgemäß stärker in das therapeutische Geschehen eingeweiht werden.

Überdies informiert Prof. Fichter über Behandlungsmöglichkeiten auf verschiedenen Ebenen. Es ist wichtig, dass der Psychotherapeut, der Psychologe oder Arzt sein kann, auf die Behandlung von Essstörungen spezialisiert ist. Wichtige therapeutische Richtungen werden dargestellt, und die Familie bekommt praktische Tipps, wie sie die unterschiedlichen Gesundheitsdienste am besten nutzen kann. Die Möglichkeiten variieren von Land zu Land, so dass es besonders hilfreich ist zu wissen, welche Behandlungsmöglichkeiten in Deutschland, Österreich und in der Schweiz bestehen. Diese Informationen finden sich im Anhang, zusammen mit einer Liste von Selbsthilfeorganisationen und nützlichen Internetadressen.

Es ist Prof. Fichter gelungen, ein wertvolles Buch für essgestörte Patientinnen und ihre Angehörigen zu schreiben: leicht verständliche Informationen über Essstörungen werden ergänzt durch Anleitungen für Betroffene und Angehörige, wie hilfreiche Einstellungen und Strategien zur Krankheitsbewältigung entwickelt werden können. Zwischen Patientin und Familie sollte sich ein positives Bündnis entwickeln. So können die Angehörigen der Betroffenen dabei helfen, ihr gestörtes Essverhalten abzubauen und wieder gesundes Essverhalten in der Familie zu zeigen.

Besonders wertvoll sind auch die Empfehlungen zur Vermeidung von Machtkämpfen zwischen Patientin und Eltern. Auf diese Weise wird es möglich, zu einer frühzeitigen Diagnose zu gelangen, notwendige therapeutische Hilfestellungen zu mobilisieren und konstruktiv mit den Behandelnden zusammenzuarbeiten. Dies wiederum erleichtert die Rückkehr der Patientin zu einem gesunden Essverhalten und Ernährungszustand. Gleichzeitig baut sie ihr Selbstwertgefühl wieder auf und auch die Angehörigen gewinnen an Selbstbewusstsein.

Der Ratgeber füllt eine Lücke auf dem deutschen Buchmarkt. Von der Lektüre dieses Buches können Patientinnen mit Essstörungen und ihre nächsten Angehörigen sehr profitieren. Es beeindruckt durch klare Informationen von einem Experten für Essstörungen, der einen direkten und freundlichen Schreibstil pflegt: Dieser Ansatz fördert die Genesung von extrem belastenden und einschränkenden Essstörungen.

Prof. Dr. Gerald F. M. Russell
London, im September 2007

Prof. Dr. Gerald F. M. Russell war lange Jahre Ärztlicher Direktor des berühmten Institute of Psychiatry am Maudsley Hospital in London. Er gründete dort die «Eating Disorder Unit», eine eigene Station für Patientinnen mit Essstörungen, die heute nach ihm benannt ist. Einer seiner ganz besonderen Verdienste ist es, Bulimia nervosa als eigenes Krankheitsbild erkannt und 1979 erstmals beschrieben zu haben.

1 Einleitung

Ratschläge sind auch Schläge

«Ratschläge sind auch Schläge», so lautet eine alte Psychotherapeutenweisheit. In diesem Sinne soll dieses Buch *kein* Ratgeber sein. Es soll Menschen, die unter Magersucht, Bulimie oder der sogenannten «Binge-Eating»-Störung leiden, aber auch ihren Angehörigen und Freunden Anregungen geben. Es soll ihnen Mut machen. Es ist möglich, eine Essstörung zu überwinden und wieder gesund zu werden. Jeder – Betroffene, Angehörige und Freunde – kann zu einer Entwicklung weg von der Essstörung beitragen. Dieses Buches appelliert an alle Beteiligten, sich darauf zu besinnen, dass sie ein Team sein können. Gemeinsam können sie den Kampf gegen das «Monster» Essstörung gewinnen. Die Essstörung täuscht die Betroffene. Sie gaukelt der Betroffenen vor, ihre Freundin oder Gefährtin zu sein. Doch wie der Teufel die Seele will die Essstörung nur eines: Sie will die Betroffene «mit Haut und Haar» in Besitz nehmen und alles zerstören, was es in deren Leben außer der Essstörung gibt. Die Essstörung nimmt sogar den Tod ihres Opfers in Kauf. Deshalb ist es wichtig, dass Betroffene, Angehörige und Freunde wieder zusammenfinden, gemeinsame Interessen sehen und den Umgang miteinander so positiv wie möglich gestalten.

Betroffenen, Angehörigen, Freunden und manchmal auch Therapeuten fällt es jedoch schwer, eine Essstörung als solche zu erkennen und auf deren Behandlung zu drängen: Besonders im Anfangsstadium, aber nicht selten auch später noch, versuchen viele Essgestörte, die Symptome vor anderen zu verheimlichen. Anders als ein Patient mit akuten Schmerzen, der umgehend Diagnostik und Therapie aufsucht, vermeiden es Menschen mit einer Essstörung oft, medizinische oder therapeutische Hilfe in Anspruch zu nehmen. So lange wie möglich verbergen sie ihre Symptome wie etwas ganz Persönliches, Intimes. Sie lassen die medizinische Diagnostik nur widerstrebend über sich ergehen und arbeiten in der Therapie nur halbherzig mit oder brechen sie wieder ab.

Gerade diese Verharmlosungstendenz macht insbesondere die Magersucht (Anorexia nervosa) zu einer äußerst gefährlichen Erkrankung. Bei Frauen zwischen 15 und 35 Jahren ist Magersucht die psychische Erkrankung mit der höchsten Sterblichkeit. Daher ist es wichtig, dass sich auch die Menschen im Umfeld der Betroffenen über die Erkrankung, ihre medizinischen Folgen und die Möglichkeiten der Therapie informieren. Im Idealfall bilden diese Menschen ein soziales Netz, das die Betroffene auffangen kann.

Anorektische und bulimische Essstörungen sind in westlichen Industrieländern, aber auch in den Industrieländern Asiens wie zum Beispiel in Japan, weit verbreitet.

Besonders häufig leiden Mädchen und junge Frauen darunter. Das gestörte Essverhalten hilft den Betroffenen vorübergehend, ein emotionales Gleichgewicht zu finden. Deshalb leugnen sie die Essstörung und schrecken davor zurück, sich behandeln zu lassen. Fragt man sie: «Fehlt dir etwas?», «Hast du eine Essstörung?», «Hast du Probleme mit dem Essen?», «Weshalb vermeidest du es, mit anderen zusammen zu essen?», antworten sie zumindest zu Beginn der Störung ausweichend. Das macht es anderen schwer, die Erkrankung zu erkennen. Aber je früher therapeutische und andere Hilfen erfolgen, desto größer ist die Wahrscheinlichkeit, dass die Essstörung überwunden werden kann.

Dieses Buch richtet sich an Menschen, die direkt oder indirekt von einer Essstörung betroffen sind, damit sie möglichst viel wissen über die Entstehung von Magersucht und Bulimie und helfen können, diese früh zu erkennen und günstigen Einfluss auf den weiteren Verlauf der Erkrankung zu nehmen.

Es gibt wirksame Behandlungen für Betroffene mit Magersucht, Bulimie oder «Binge-Eating»-Störung. Leider wird bei vielen das soziale Umfeld zu wenig mit einbezogen. Mit der Unterstützung des sozialen Umfeldes ist es jedoch leichter, die Ziele, die man sich gesetzt hat, wirklich umzusetzen. Da anorektische und bulimische Essstörungen zumindest anfangs meist im Verborgenen stattfinden, ist bereits der Mut, sich dem Hausarzt, einem Lehrer, Angehörigen und Freunden anzuvertrauen, ein riesiger Schritt. Im weiteren Verlauf kann dies erheblich dazu beitragen, sich erfolgreich von der Essstörung zu befreien.

Männer mit Essstörung

Es gibt auch Männer mit bulimischen oder anorektischen Essstörungen. Magersucht und Bulimie sind bei Männern jedoch erheblich seltener. Daher bitte ich zu entschuldigen, dass ich im Buch durchgehend die weibliche Form verwende. Ich habe mich auch intensiv mit Essstörungen bei Männern befasst. Die Symptomatik ist sehr ähnlich, im Vergleich zu essgestörten Frauen sind vielen betroffenen Männern jedoch starke Muskeln wichtiger (der berühmte «Waschbrettbauch») und das Ausmaß körperlicher Betätigung zur Gewichtsstabilisierung ist etwas ausgeprägter. Die wesentlichen Aussagen dieses Buches sind aber für Frauen und Männer gültig.

Die Anregung, dieses Buch jetzt zu schreiben, kam aus der Durchführung von Angehörigenseminaren in der Klinik Roseneck. Die Erfahrungen in diesen Seminaren, die jeweils an Wochenenden stattfanden, fließen in dieses Buch mit ein. Diese Angehörigenseminare wurden möglich durch die Anregung und finanzielle Unterstützung von Herrn Raymond Fehlbaum. Besonders bemerkenswert daran ist, dass er selbst Vater einer Betroffenen ist. Er hat einen Schritt über seine eigene Betroffenheit hinaus gemacht und etwas getan, was künftigen Betroffenen und Angehörigen in Therapie und Beratung zugute kommen soll. Außerdem gründete Raymond Fehlbaum auch die Schweizerische Anorexia-Nervosa-Stiftung. Ich danke ihm für seine Unterstützung dieses Projektes. Auch danke ich den vielen Patientinnen und Patienten mit einer anorektischen oder bulimischen Essstörung sowie ihren Angehörigen. Sie alle haben mir Einblick in die Erkrankung gewährt und mich zu den Einsichten geführt, die in diesem Buch dargestellt sind.

Die Wiederentdeckung der Familie

William Gull, Ernest-Charles Lasègue oder Pierre Janet, die bereits in der zweiten Hälfte des 19. Jahrhunderts die Magersucht beschrieben, rieten damals mangels wirklicher Therapiemöglichkeiten dazu, die Patientinnen zumindest für einige Zeit ganz aus ihrem sozialen Umfeld zu entfernen. (Dieses Vorgehen bezeichnet man auch als «Parentektomie».) Daraus schlussfolgerten jedoch einige, dass die Familie an der Entstehung der Krankheit schuld sei. Um die Schwierigkeiten und das Leid der Angehörigen hat man sich lange nicht gekümmert. In den 1970er Jahren entstand eine familientherapeutische Bewegung, die einige sehr gute Ansätze hatte, zum Beispiel die Familie als gesamtheitliches «System» zu verstehen (sog. «systemische» Familientherapie). Allerdings haben Befürworter dieses Ansatzes, wie Salvador Minuchin in den USA und Mara Selvini-Palazoli in Italien, sich nicht darum bemüht, ihre Ansätze in kontrollierten Psychotherapiestudien zu belegen.

Dieses Buch richtet sich an Betroffene, an ihre Eltern oder Partner sowie an Freunde der Betroffenen. Das Buch verlangt den Betroffenen ab, sich auch in die Lage ihrer Eltern, ihres Partners, weiterer Angehöriger und ihrer Freunde zu versetzen, die sich schwer tun, diese Krankheit zu verstehen. Umgekehrt soll es Eltern, Familien, Partner und Freunde anregen, sich in die Betroffene und ihre Essstörung hineinzudenken. Die Mühe kann durch ein verbessertes gegenseitiges Verständnis reichlich belohnt werden.

Ein wichtiges Thema im Verhältnis zwischen Betroffenen und Angehörigen sind Schuldgefühle. Betroffene können Schuldgefühle haben, weil sie wissen, wie oft sie wegen ihrer Essstörung ihre Eltern und andere hintergangen haben. Eltern hingegen haben oft Schuldgefühle, weil sie befürchten, in der Erziehung etwas falsch gemacht zu haben. Für Betroffene und Angehörige ist es wichtig, sich klarzumachen, dass Schuldzuweisungen bei der Bearbeitung der Essstörung zu nichts Gutem führen, sondern nur gegenseitige Wunden schlagen. Von einigen Extremfällen abgesehen (z. B. bei sexuellem Missbrauch) kann man davon ausgehen, dass Eltern in der Erziehung versuchen, «das Beste» für ihr Kind zu tun. Das heißt nicht, dass alles, was sie getan haben, für das Kind förderlich war. Auch wenn Eltern Strenge zeigen, ist es in der Regel nicht, um ihrem Kind Leid zuzufügen, sondern weil sie meinen, dass es für die Persönlichkeitsentwicklung ihres Kindes nötig ist. Gespräche zwischen Betroffenen und Angehörigen, Partnern und Freunden sollten zukunftsgerichtet sein und nicht vorwurfsvoll immer wieder auf bestimmte Punkte in der Vergangenheit zurückkommen. Wer bewusst dem anderen etwas angetan hat, sollte sich dafür entschuldigen und Buße tun. In Familien geht es aber in der Regel nicht um bewusste mutwillige Verletzungen, sondern um Verhaltensweisen, die sich im Nachhinein als nachteilig oder verletzend herausstellen, auch wenn sie mit guten Absichten erfolgten. Wenn zwei Unfallopfer in die medizinische Notaufnahme eingeliefert werden, wird der behandelnde Arzt nicht zuerst fragen, wer den Unfall verschuldet hat. Vielmehr wird er schauen, wer von beiden schwerer verletzt ist und bei diesem anfangen. Analog ist es bei der Bewältigung von Essstörungen für Betroffene, Angehörige und Freunde: Es mag eine Schuldebene geben; für die Bewältigung der Essstörung ist diese jedoch unerheblich. Schuldzuweisungen verhärten nur die Fronten und führen zu weiteren Verletzungen.

Das Verdienst, die erste kontrollierte und randomisierte Psychotherapiestudie zur Familientherapie bei essgestörten Patienten durchgeführt zu haben, gebührt Gerald

Russell und seinem Team. Sie untersuchten in den 1980er Jahren am Londoner Institute of Psychiatry 80 Patienten mit Magersucht oder Bulimie, die nach ihrer stationären Therapie per Zufall entweder einer Familientherapie oder einer sogenannten «stützenden» Einzeltherapie zur Weiterbehandlung zugewiesen worden waren. Die Ergebnisse zeigten, dass bei PatientInnen, deren Essstörung nicht chronisch war und vor dem 19. Lebensjahr begonnen hatte, die Familientherapie wirksamer war als die Einzeltherapie. Die stützende Einzeltherapie war dagegen bei älteren Patienten wirksamer als die Familientherapie.

Interessant ist auch, wie sich die Familientherapie weiterentwickelt hat. Christopher Dare und Ivan Eisler, zwei ehemalige Mitarbeiter von Gerald Russell am Londoner Institute of Psychiatry, verfeinerten psychodynamisch ausgerichtete Ansätze zur Familientherapie bei essgestörten PatientInnen. Der Funke sprang auch über den Atlantik zu verschiedenen amerikanischen Arbeitsgruppen wie jene um James Lock an der Stanford Universität in Palo Alto (Kalifornien) und um Daniel le Grange an der Universität von Chicago (Illinois). Sie veröffentlichten 2005 ein Buch für Eltern von Magersüchtigen bis zum Alter von 15 Jahren [Lock und le Grange, 2005]. Ihr Ansatz zielt darauf ab, den Einfluss der Eltern zu stärken (sog. «Empowerment») und betont die Kraft der Familie als Einheit (sog. «Power of Unity»). Das Buch ist gut, aber nur empfehlenswert für Angehörige von essgestörten *jungen* Teenagern. Sind die Jugendlichen schon älter, ist es sinnvoller, wenn die Angehörigen ihr Autonomiestreben und ihre Selbstverantwortung fördern. Derzeit finden in den USA und Deutschland mehrere wissenschaftliche Studien statt, die den von Gerald Russell entwickelten Ansatz vertiefen, im Einzelnen untersuchen und möglicherweise weiter bestätigen und begründen können. Inzwischen gibt es für Angehörige mehrere empfehlenswerte englische Bücher, zum Beispiel von Strober und Schneider [2005] oder Natenshon [1999]. Deutsche Bücher für Angehörige, zum Beispiel von Gerlinghoff und Backmund [2005], Wardetzki [2006], Vandereycken und Meermann [2003] oder Treasure [2001], sind im Vergleich dazu allgemeiner gehalten und verbesserungsfähig, was ein wesentlicher Anlass für dieses Buch war.

Wie häufig sind Essstörungen?

Über die zurückliegenden Jahrzehnte sind anorektische und bulimische Essstörungen häufiger geworden. Diese Essstörungen sind inzwischen in entwickelten Industrienationen recht weit verbreitet. Die bisher größte Untersuchung zur Häufigkeit von Essstörungen fand im Rahmen der amerikanischen «National Comorbidity Survey Replication» statt [Hudson et al., 2007]. Dabei wurden 2980 Einzelinterviews in der Bevölkerung durchgeführt. Demnach erkrankt etwa eine von hundert Frauen (0,9 %) im Verlaufe ihres Lebens an Anorexia nervosa, ein bis zwei Frauen (1,5 %) an Bulimia nervosa und drei bis vier (3,5 %) an einer «Binge-Eating»-Störung. Im Verlauf eines Jahres erkranken 0,3 % aller Frauen über 18 Jahren an einer Anorexia nervosa, 0,5 % an einer Bulimia nervosa und 2 % an einer «Binge-Eating»-Störung. In Verbindung mit diesen Essstörungen treten häufig auch Depressionen und Angststörungen auf. Nur eine Minderheit der Essgestörten hatte sich deswegen jemals behandeln lassen. Bei Männern waren die Häufigkeitsraten zwei- bis dreimal niedriger als bei Frauen. Zählt man auch die Frauen und Männer mit schwächer ausgeprägten Essstörungen dazu, so dürfte sich die Zahl der Betroffenen verdoppeln.

2 Tatsachen über Essstörungen

2.1 Essstörungs-Test

Wenn Sie wissen wollen, ob jemand anderes oder Sie selbst eine Essstörung haben, gehen Sie die folgenden Fragen einzeln durch und beantworten Sie sie für sich oder die Person, die Sie im Auge haben.

ABB-Fragebogen (Anorexia-nervosa-, Bulimia-nervosa- und Binge-Eating-Störungs-Fragebogen)

Stellen Sie sich eine bestimmte Person vor und kreuzen Sie an, ob die folgenden Feststellungen für sie zutreffen.

		Nein	fraglich bzw. etwas	stark
1.	Hat große Angst zuzunehmen.	0	1	2
2.	Ganz im Inneren ist ein Gefühl der Minderwertigkeit und Hilflosigkeit	0	1	2
3.	Versucht, eine Diät einzuhalten.	0	1	2
4.	Beim Essen kann ein Impuls entstehen, sich vollzuschlagen.	0	1	2
5.	Beim Essen gibt es einen Punkt, an dem der Appetit nicht mehr zu beherrschen ist.	0	1	2
6.	Ist stolz, wenn es gelungen ist, für längere Zeit zu fasten.	0	1	2
7.	Ist hinsichtlich des tatsächlichen Essverhaltens manchmal nicht ganz aufrichtig.	0	1	2
8.	Nach dem Essen bestehen Sorgen, zu dick zu werden.	0	1	2
9.	Selbstwertgefühl ist abhängig von Gewicht und Figur.	0	1	2
10.	Versucht, möglichst lange nichts zu essen.	0	1	2
11.	Zählt Kalorien und setzt sich bestimmte Grenzen, wie viel gegessen werden darf.	0	1	2

12.	Hat häufig eine Diät gemacht.	0	1	2
13.	Vermeidet es, Speisen mit vielen Kalorien zu essen.	0	1	2
14.	Hat Essattacken, mit Zufuhr größere Nahrungsmengen (mehr als 1000 kcal), die relativ zügig gegessen werden.	0	1	2
15.	Hat Essattacken verbunden mit dem Gefühl, die Kontrolle über das Essen zu verlieren.	0	1	2
16.	Vermeidet es, in Gegenwart anderer zu essen.	0	1	2
17.	Auf Stress oder Belastungen wird mit vermehrtem Essen reagiert.	0	1	2
18.	Gelegentlich oder regelmäßig wird absichtlich erbrochen.	0	1	2
19.	Nimmt Medikamente ein, die helfen sollen, abzunehmen (Abführmittel, entwässernde Medikamente, Appetitzügler oder Schilddrüsenhormone).	0	1	2
20.	Bewegt sich viel, um Kalorien zu verbrennen.	0	1	2
21.	Gedanken kreisen um Dinge, die mit Essen, Nahrung, Kochen, Kalorien, Gewicht und Figur zu tun haben.	0	1	2
22.	Hat die Tendenz, in Extremen zu denken («Wenn ich ... nicht schaffe, bin ich ein totaler Versager»).	0	1	2
23.	Hat das Gefühl, nur dann etwas wert zu sein, wenn er/sie etwas Nützliches macht oder etwas leistet.	0	1	2
24.	Hat die Neigung, das eigene Essverhalten anderen gegenüber zu verbergen oder herunterzuspielen.	0	1	2
25.	Hat versucht, die zugeführte Nahrungsmenge zu verringern, um schlanker zu werden und abzunehmen (gleichgültig, ob dies gelang oder nicht).	0	1	2
26.	Hat für längere Zeit am Tag versucht, gar nichts zu essen (8 oder mehr Stunden im Wachzustand), in dem Bestreben, eine schlankere Figur oder ein niedrigeres Gewicht zu erreichen.	0	1	2
27.	Hat versucht, Lieblingsspeisen nicht zu essen, um schlanker zu werden oder abzunehmen (gleichgültig, ob dies gelang oder nicht).	0	1	2
28.	Hat versucht, feste Essensregeln (z. B. Begrenzung der Kalorienzufuhr) zu befolgen, in dem Bestreben, schlanker zu werden oder abzunehmen (gleichgültig, ob dies gelang oder nicht).	0	1	2
29.	Hatte den klaren Wunsch, einen leeren Magen zu haben mit dem Ziel, schlanker zu werden oder abzunehmen.	0	1	2
Summenwert:				

Je häufiger Sie die mittlere oder gar rechte Spalte angekreuzt haben, desto wahrscheinlicher ist es, dass eine Essstörung vorliegt. Es müssen nicht alle Aussagen zutreffen. Es gibt Essstörungen mit oder ohne Heißhungerattacken, mit Untergewicht, mit Übergewicht oder mit Normalgewicht. Maximal können 58 Punkte erreicht werden. Kommen Sie nur auf sehr wenige Punkte (z. B. 3), brauchen Sie sich keine Sorgen zu machen, dass Sie selbst oder die Person, für die Sie den Fragebogen ausgefüllt haben, unter einer Essstörung leiden. 10 oder mehr Punkte sind nicht unbedenklich. Ab etwa 20 Punkten müssen Sie sich ernsthaft Sorgen machen. Patientinnen, die wegen einer Essstörung auf einer Spezialstation der Klinik Roseneck in Behandlung waren, erzielten bezogen auf die Zeit unmittelbar vor der Aufnahme durchschnittlich 34 Punkte (mindestens 20, höchstens 53). Fairburn und Mitarbeiter [2005] legten die letzten fünf Fragen des ABB-Fragebogens in ähnlicher Form fast 3000 jungen Frauen vor, die angaben, eine Diät zu machen. Gemeinsam ist diesen fünf Fragen, dass sie nach dem Bestreben fragen, durch ein bestimmtes Essverhalten (Fasten, selektives Essen) die Figur zu beeinflussen und abzunehmen. Die jungen Frauen, welche diese Fragen bejaht hatten, entwickelten später häufiger eine Essstörung als jene, für die diese Aussagen nicht zutrafen. Der ABB-Fragebogen ermöglicht natürlich nur eine grobe Schätzung, wie gestört das Essverhalten ist. Für eine genaue Diagnosestellung ist eine detaillierte Exploration durch einen Experten erforderlich.

2.2 Was genau ist eine Essstörung?

Sind Essstörungen in den letzten Jahren häufiger geworden? Sind auch Männer betroffen? Wie erkenne ich eine Essstörung? Gab es Essstörungen schon immer? Sind Essstörungen eine Krankheit? Wie kann man helfen?

Essstörungen gibt es nur in Zeiten und Ländern mit Nahrungsüberfluss

Bereits in einem 1694 erschienenen Buch des Londoner Arztes Richard Morton über «nervöse Auszehrung» wurden Fälle von Magersucht berichtet. Damals wurden Mikroskope für mikrobiologische Untersuchungen noch nicht verwendet. Bakterien und Viren waren noch nicht bekannt und man wusste noch nicht, was «Infektionskrankheiten» sind. So konnte man eine durch Tuberkulose hervorgerufene Auszehrung damals nur schwer unterscheiden von einer Auszehrung durch Nahrungsmangel, von Gewichtsverlust infolge einer Depression oder Magersucht. Es ist Richard Mortons Verdienst, hier durch genaue klinische Beobachtungen erste Unterscheidungen vorgenommen zu haben. Ungefähr zwei Jahrhunderte später (1873) beschrieben fast gleichzeitig der bekannte Nervenarzt Charles Lasègue in Frankreich und der königliche Leibarzt Sir William Gull in England sehr detailliert das Krankheitsbild der Magersucht (damals: Anorexia hysterica). Magersucht gibt es also nicht erst seit dem 20. Jahrhundert.

Verändert hat sich allerdings die Häufigkeit von Magersucht. Sie nahm mit steigendem Nahrungsüberfluss und zunehmendem Wohlstand zu. Generell scheint es einen Zusammenhang zu geben zwischen der wirtschaftlichen Entwicklung eines Landes (Nahrungsüberfluss) und der Häufigkeit von Magersucht und anderen Essstörungen. In Entwicklungsländern sind Essstörungen selten. Während einer Hungersnot fällt eine Magersüchtige gar nicht auf, da es ohnehin viele abgemagerte Menschen gibt. In einem Land, das unter einer Hungersnot leidet, ist der Magersucht die logische Grundlage entzogen. Magersucht ist ein Protest, eine Provokation, ein nicht mit Worten ausgedrückter Ruf nach Hilfe. Nahrungsüberfluss ist somit eine Voraussetzung für anorektische und bulimische Essstörungen. Allerdings entwickeln die meisten Menschen, die dem Nahrungsüberfluss und dem derzeitigen Schlankheitsideal ausgesetzt sind, keine Essstörung. Es muss also noch andere Faktoren geben, die zur Entstehung einer Essstörung beitragen.

Die Bulimia nervosa (umgangssprachlich: Ess-Brech-Sucht) wurde als Krankheitsbild erst sehr viel später beschrieben, und zwar 1979 von dem britischen Psychiater Gerald Russell, der auch das Vorwort zu diesem Buch geschrieben hat. Die Bulimia nervosa wurde 1980 in die amerikanischen Diagnosekriterien (DSM-III) und später in die internationalen Diagnosekriterien (ICD-10) aufgenommen. Ob eine Bulimia nervosa oder eine bulimische Form von Magersucht diagnostiziert wird, hängt vom Gewicht der Betroffenen ab. Bei Normal- oder Übergewicht wäre die Diagnose Bulimia nervosa, bei Untergewicht bulimische Anorexia. Tatsächlich «wandern» aber viele Patientinnen zwischen den verschiedenen Essstörungsdiagnosen hin und her. So erhält eine zuvor bulimisch Magersüchtige, wenn sie zwar wieder ein normales Gewicht hat, aber sich weiterhin regelmäßig erbricht, die Diagnose Bulimia nervosa. Noch häufiger kommt es vor, dass eine restriktiv Magersüchtige, also eine magersüchtige Patientin, deren Untergewicht vor allem durch eingeschränktes Essen entstanden ist, im Laufe ihrer Krankheit zusätzliche «Tricks» lernt, zum Beispiel sich absichtlich zu erbrechen oder Abführmittel zu missbrauchen, um damit ihr Untergewicht zu halten oder noch weiter abzunehmen. Die Einteilung der verschiedenen Essstörungen, aber auch die Übergänge und Überschneidungen, sind in Abbildung 1 und 2 (S. 12) dargestellt.

Essstörungen sind mehr als «nur» gestörtes Essverhalten

Wie der Name schon sagt, leidet ein Mensch mit einer Essstörung unter einem gestörten Essverhalten. Richten wir unser Augenmerk allerdings nur auf das Essverhalten, können wir das Wesen dieser Krankheit nicht begreifen. Magersucht, Bulimia nervosa und andere bulimische Essstörungen haben weitere wichtige Merkmale. Die deutsche Psychotherapeutin Hilde Bruch, die im Dritten Reich in die USA auswandern musste, hat als erste drei wesentliche Bereiche unterschieden, die für das Verständnis von Essstörungen wesentlich sind [1973]:

1. Körperschemastörungen: Die PatientInnen finden sich viel dicker, als sie wirklich sind.
2. Störungen der Wahrnehmung eigener körperlicher Zustände (z. B. Müdigkeit, Schmerz) und eigener Gefühle.
3. Ein alles durchdringendes Gefühl von Unzulänglichkeit.

Wer von einer Essstörung betroffen ist, versucht oft unbewusst, sein angeschlagenes Selbstwertgefühl durch eine sehr schlanke oder überschlanke Figur zu verbessern. Schlanksein entspricht dem heutigen Schönheitsideal. Daher erhalten Menschen, die abnehmen, zumindest anfangs häufig Komplimente. Neckende Bemerkungen wie «du bist aber pummelig» hören auf. Die Betroffene wird also anfangs darin bestärkt und dafür gelobt, dass sie abnimmt, dass sie etwas für ihr Schlanksein tut. Sie

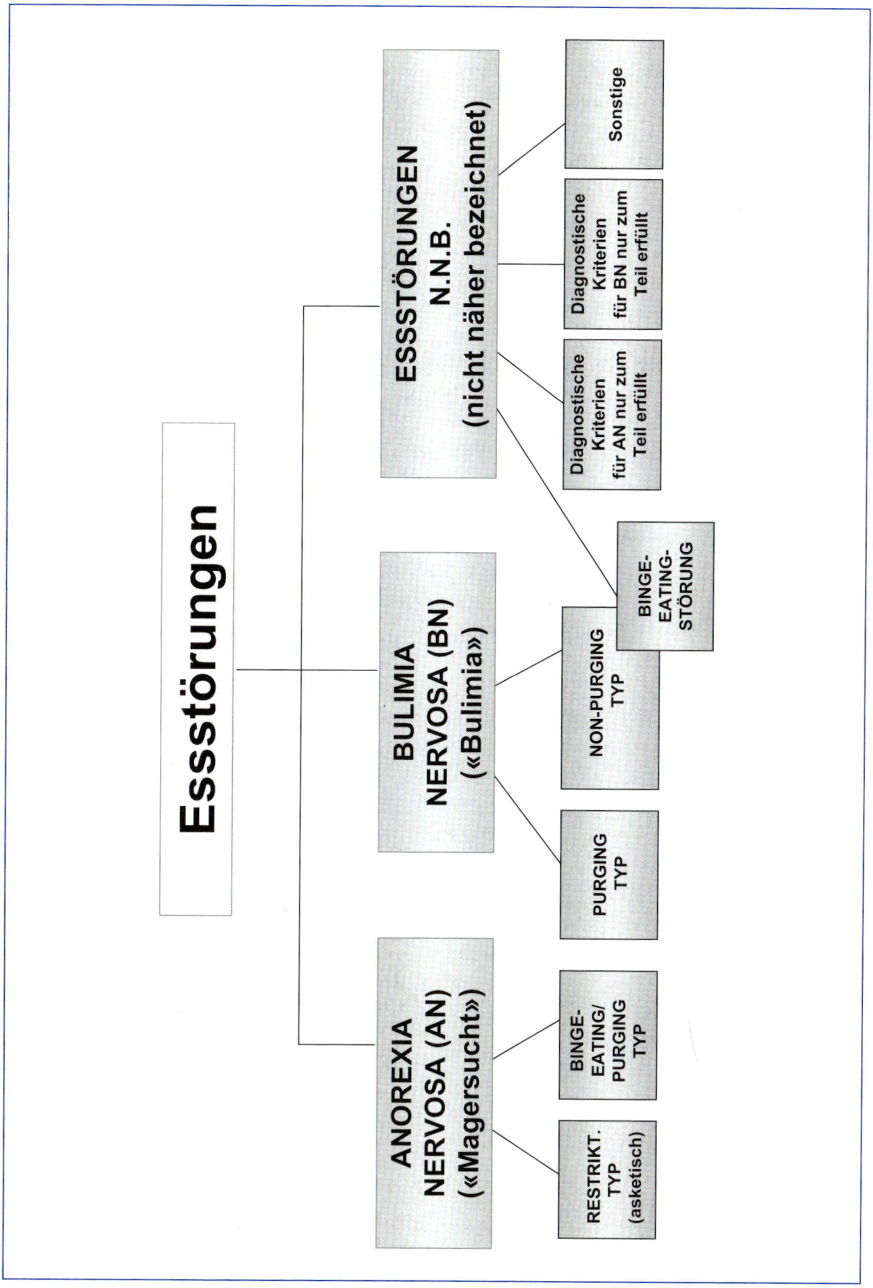

Abb. 1. Unterteilung der Essstörungen. «Purging» bedeutet, Maßnahmen zu ergreifen, die einer Gewichtszunahme gegensteuern, z. B. Erbrechen, Missbrauch von Abführmitteln oder Einnahme von Appetithemmern. «Binge-Eating» bedeutet Essattacken.
(© Manfred M. Fichter, Prien am Chiemsee)

fastet, vermeidet Lebensmittel mit vielen Kalorien wie zum Beispiel Wurst, fetten Käse oder Butter oder isst einfach insgesamt weniger.

Kontrolle. Wahrscheinlich können einige Menschen aufgrund ihrer Persönlichkeit den selbstgefassten Vorsatz, weniger zu essen, besser durchhalten als andere und sich damit selbst bestärken. Irgendwann merken sie, dass fasten, wie es in Kafkas «Hungerkünstler» zum Ausdruck kommt, ganz leicht ist. Man muss nur die entsprechende Grundhaltung im Kopf haben. Betroffene setzen sich selbst unter Druck. Oft geschieht dies durch sogenanntes «Alles-oder-Nichts»-Denken. Ein Beispiel dafür ist der Gedanke: «Entweder ich schaffe es, Frühstück und Mittagessen ganz ausfallen zu lassen und abends nur eine kleine Quarkschnitte zu essen, oder ich bin ein totaler Versager.» Wenn die Betroffene ihren Vorsatz einhält, beweist sie sich, dass sie kein Versager ist, zumindest für eine kurze Weile. Menschen mit einer Essstörung versuchen, sich zu beweisen, dass sie Kontrolle über sich haben, wenn auch nur in einem kleinen Bereich ihres Lebens. Sie beweisen sich täglich aufs Neue, dass sie Kontrolle über ihre Nahrungszufuhr und über ihr Gewicht haben. Andere Lebensbereiche verlieren daneben an Bedeutung. Die Gedanken drehen sich um Nahrungseinschränkung, Figur und Gewicht. Das Selbstwertgefühl wird unmittelbar mit der Kontrolle von Essen, Figur und Gewicht in Verbindung gebracht. Das zugrunde liegende, alles durchdringende Unzulänglichkeitsgefühl wird vorübergehend durch aktives Zutun der Betroffenen verringert, indem sie Nahrungszufuhr, Figur und Gewicht unter Kontrolle hat.

Leistung. Ein anderer Weg, Unzulänglichkeitsgefühle wenigstens vorübergehend zu vermindern, besteht darin, gute Leistungen zu erbringen. Auch eine vollständige Kontrolle über Essen, Figur und Gewicht kann als Leistung gesehen werden. Leistung kann sich aber auch in der Schule und im Sport zeigen. Für gute schulische Leistungen erhält die Betroffene vielleicht kurzfristig Zuwendung von ihren Eltern oder Lehrern. Auch in Bezug auf Leistungen findet sich bei den Betroffenen häufig Alles-oder-Nichts-Denken. So setzt sich die Betroffene unter Druck, indem sie sich sagt: «Wenn ich in der nächsten Klassenarbeit in Englisch keine Eins schreibe, bin ich ein Versager». Durch das Alles-oder-Nichts-Denken wird eine Kluft zwischen «Sehr gut» auf der einen Seite und «Versagen» auf der anderen Seite aufgebaut. Dazwischen gibt es nichts. Dass auch ein «gut» oder «befriedigend» oder «ausreichend» genügen könnten, wird nicht akzeptiert. Fachleute nennen dieses Denken «dichotomes», d.h. zweigeteiltes Denken. Bei Menschen mit magersüchtigen oder bulimischen Essstörungen ist dichotomes Denken in der Regel stark ausgeprägt. Für die Betroffene ist es hilfreich, sich möglichst genau bewusst zu machen, wann sie diesem dichotomen Denken verfällt. Worte wie «nie», «immer», «total», «absolut» weisen fast immer auf dichotomes Denken hin. Außenstehende können der Betroffenen (mit deren Einverständnis oder auf deren Wunsch) dabei helfen, dass ihr bewusster wird, wann sie in dieses Denken verfällt. Wenn eine Betroffene merkt, dass der oben genannte Satz zu der Englisch-Klassenarbeit ein Alles-oder-Nichts-Satz ist, kann sie ihn meist leicht umformulieren und sich zum Beispiel sagen: «Ich habe viel für die kommende Englischarbeit gelernt. Ich würde mich sehr freuen, wenn dies durch eine gute Note belohnt würde. Wie gut ich abschneide, hängt aber auch vom Thema, der Tagesform, der Konzentration, der Beurteilung durch den Lehrer usw. ab. Wenn ich keine Eins bekomme, ist das auch okay. Es gibt wichtigere Dinge im Leben als eine einzige Klassenarbeit. Nach dieser Klassenarbeit gibt es noch viele weitere. Gesundheit ist wichtiger als Noten.»

Es liegt nahe, dass Menschen mit einem alles durchdringenden Gefühl von Unzulänglichkeit, also sehr geringem Selbstwertgefühl und Selbstvertrauen, versuchen, dieses zu kompensieren. Eine Form der Kompensierung besteht in der Verinnerlichung der Grundüberzeugung: «Nur, wenn ich etwas leiste, bin ich etwas wert.» Es gibt verschiedene Fassungen dieser Grundüberzeugung, wie zum Beispiel: «Nur wenn ich mein Gewichtsziel erreiche, bin ich etwas wert» oder «Nur wenn ich weniger als 600 Kalorien am Tag zur mir nehme, bin ich etwas wert» oder «Nur wenn ich mich Schmerzen aussetze, bin ich etwas wert» – eine Grundüberzeugung, die zum Beispiel bei Patientinnen vorkommt, die sich selbst verletzen.

Regina, eine 16-jährige Jugendliche mit restriktiver Magersucht isst nur sehr kleine Portionen und lässt das Frühstück regelmäßig ganz ausfallen. Sie schafft es, bei normaler Körpergröße auf 32 kg abzumagern. Sie schreibt in winzigen Buchstaben, die für ein normales Auge ohne Lupe kaum lesbar sind. Die Grundüberzeugung dahinter ist: «Ich bin es nicht wert, dass ich mir Raum nehme. Nur, wenn ich mir selbst große Mühe bereite beim Schreiben, bin ich etwas wert.» Sie schreibt viel in dieser Mikroschrift, so dass sie jede Minute beschäftigt ist. Langeweile ist ihr unerträglich. Im Winter ist sie morgens bereits eine halbe Stunde vor Abfahrt des Schulbusses an der Haltestelle, oben herum nur mit einem dünnen Blüschen bekleidet, um zu frieren! Die Grundüberzeugung dazu ist: «Nur, wenn ich etwas erdulde (z. B. friere), bin ich etwas wert.» Schließlich wird sie zur stationären Behandlung eingewiesen.

Konfliktscheu. Wegen ihrer massiven Unzulänglichkeitsgefühle getrauen sich Betroffene auch in anderen Bereichen ihres Lebens kaum, ihr Recht einzufordern. Ohne etwas geleistet zu haben, ist man ja «nichts wert». «Es steht mir nicht zu, dass ich widerspreche», «es steht mir nicht zu, dass ich es ablehne, einer Mitschülerin meinen teuren Kugelschreiber zu leihen, auch wenn ich weiß, dass ich ihn wahrscheinlich nicht zurückbekomme. Ich habe nicht das Recht, Nein zu sagen». Aus dieser Grundhaltung heraus ergibt sich ein Verhalten des Harmonisierens und der Konfliktscheu. Da die Betroffenen nicht in sich ruhen, haben sie große Angst, abgelehnt zu werden. Ablehnung oder negative Kritik lösen tiefe Selbstwertkrisen aus. Betroffene vermeiden es deshalb, Nein zu sagen, etwas abzulehnen oder Anlass zu negativer Kritik zu geben. Die Filmschauspielerin Jane Fonda nannte diese Essstörung «Pleasing Disease» – die Krankheit, sein Leben so zu führen, wie man meint, dass es den *anderen* gefällt. Jane Fonda wusste, wovon sie sprach, sie litt selbst lange unter einer bulimischen Essstörung.

Im Kontrast dazu steht im Kreise der Familie oder Partnerschaft meist das vehemente Verteidigen selbstgesetzter Essenseinschränkungen. In der Familie oder Partnerschaft kann es mit den Betroffenen zu fortwährendem Streit darüber kommen, ob sie etwas essen, was sie essen, wie viel sie essen, wann sie essen und ob sie allein essen dürfen. Im Anfangsstadium einer anorektischen und bulimischen Essstörung kaschiert die Betroffene das veränderte Essverhalten sowie ihre damit zusammenhängenden Gedanken und Grundüberzeugungen auch vor sehr nahe stehenden Personen. Irgendwann ist das jedoch nicht mehr durchzuhalten. Die Betroffene hat ein

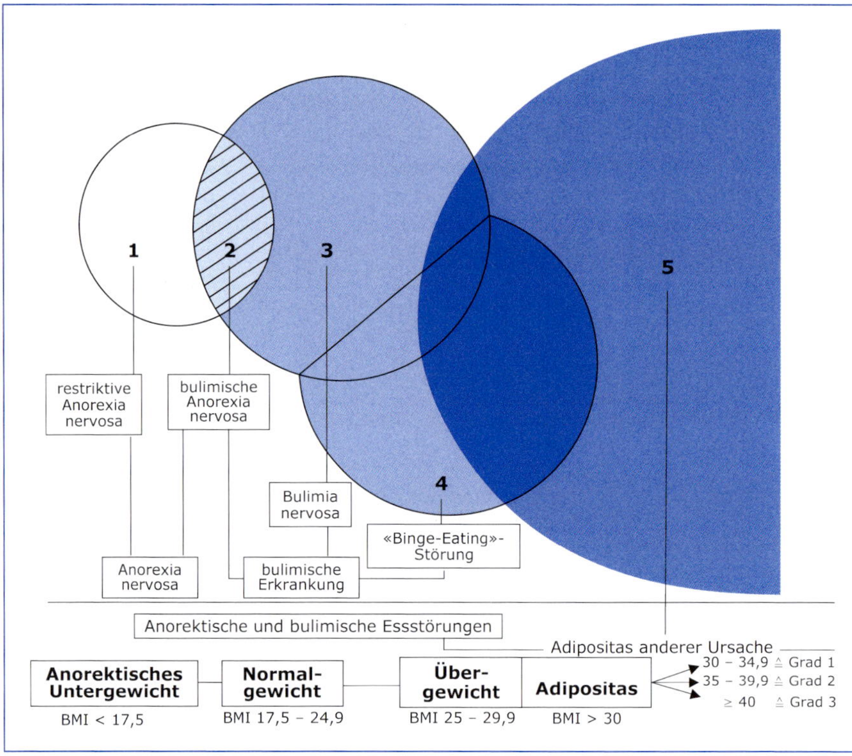

Abb. 2. Zusammenhang von Körpergewicht und den verschiedenen Essstörungen. (© Manfred M. Fichter, Prien am Chiemsee)

so ausgeprägtes Untergewicht, dass es der Familie oder dem Freund auffällt. Oder die Angehörigen finden wiederholt Reste von Erbrochenem in Toilette oder Waschbecken und stellen die Betroffene zur Rede. Spätestens dann beginnt meist der Streit übers Essen. Die Betroffenen verteidigen bisweilen geradezu «verbissen» ihren Stand, da dieser eng mit ihrem Selbstwert und ihrer Intimität verbunden ist. Manchmal sind diese Konflikte so kräftezehrend, dass das Zusammenleben sehr schwer wird. Dann zieht die Betroffene vielleicht aus, oder die Familie wirft sie hinaus und lässt keine Besuche von ihr zu, da sie die ständigen Querelen über Essen, Nahrung und Gewicht nicht mehr ertragen kann. Letzteres ist allerdings selten.

Die Angehörigen sind in einem Dilemma, weil sie sich einerseits Sorgen machen, wie es mit der Betroffenen weitergeht, aber andererseits die ständigen Querelen nicht auszuhalten bereit sind. Menschen mit einer anorektischen oder bulimischen Essstörung sind besessen von ihrem Streben nach Schlankheit; andere Bereiche des sozialen Lebens blenden sie zunehmend aus. Für restriktiv Magersüchtige ist es das Fasten, für Menschen mit Bulimie sind es die Heißhungerattacken mit nachfolgendem Erbrechen, was ihnen kurzfristig Erleichterung verschafft. Diese Erleichterung verstärkt jedoch das gestörte Essverhalten. Da zur Lösung von Problemen immer dasselbe Verhalten verwendet wird (Fasten bzw. Essattacken mit nachfolgendem Erbrechen), ist eine differenzierte Problemlösung nicht mehr erforderlich. Die Betroffene verlernt es, Probleme und Konflikte lösungsorientiert zu betrachten. So wird beispielsweise eine Jugendliche mit Bulimie bei einem Konflikt mit ihrem Freund eher mit einer Heißhungerattacke und anschließendem Erbrechen reagieren, als ihre Kränkung mit Worten zum Ausdruck zu bringen.

Anorexia nervosa (Magersucht)

Die diagnostischen Kriterien für anorektische und bulimische Essstörungen berücksichtigen die im letzten Abschnitt beschriebenen, meist unbewussten Aspekte und Motive hinter der Störung (die sogenannte Psychodynamik) nur am Rande. Sie versuchen vielmehr, die einzelnen Erkrankungen so zu beschreiben, dass sie objektiv erfassbar und messbar sind, zum Beispiel indem sie das notwendige Ausmaß an Untergewicht für die Diagnose Magersucht festlegen (Tab. 1, S. 15). Die Diagnosekriterien betonen aber auch, dass der Gewichtsverlust bei Magersucht selbst herbeigeführt sein muss und dass der übermäßige Drang, schlank zu sein, einhergeht mit großer Angst davor, zu dick zu werden. Es besteht also bewusst oder unbewusst die Absicht, schlank zu sein oder noch mehr abzunehmen. Die hormonellen Störungen bei Anorexia nervosa sind Folge des chronischen Hungerzustandes.

Man unterscheidet zwei wesentliche Formen von Magersucht: Menschen mit *restriktiver (asketischer) Magersucht* sind untergewichtig und dies allein über Fasten, Diäthalten oder körperliche Bewegung. *Menschen mit bulimischer Magersucht* sind ebenfalls untergewichtig, haben aber regelmäßig Heißhungerattacken, nach denen sie sich in der Regel erbrechen. Manche Betroffene erbrechen nicht, sondern ergreifen andere Maßnahmen, um die während einer Heißhungerattacke aufgenommenen Kalorien wieder loszuwerden. Sie nehmen zum Beispiel Abführmittel oder Entwässerungsmittel. Im angloamerikanischen Bereich wird dieses kompensatorische Verhalten zur Erzielung einer Gewichtsabnahme als «Purging» bezeichnet.

Abbildung 3 zeigt eine überschlanke Körpersilhouette, die durch einen senkrechten Strich in zwei Teile geteilt ist. Der linke (weiße) Teil symbolisiert die gesunden Anteile der an Magersucht erkrankten Person, die rechte schwarze Hälfte symbolisiert die Magersucht, die bereits zur Hälfte von ihr Besitz ergriffen hat. Die Grenze zwischen diesen beiden Anteilen kann sich verschieben. Ist eine Betroffene voll und ganz von der Magersucht vereinnahmt, werden alle ihre Gedanken und Handlungen nicht durch sie selbst, sondern von der Magersucht gesteuert. Ist der Essstörungsanteil geringer (z. B. 30 %), wäre zirka ein Drittel ihrer Gedanken und Handlungen durch die Magersucht, die restlichen zwei Drittel durch die Betroffene

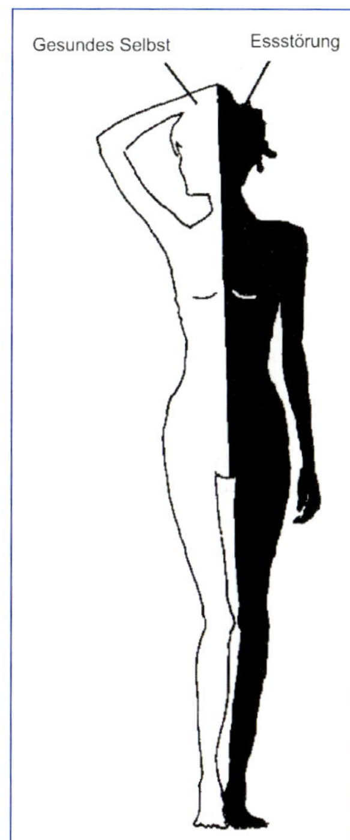

Abb. 3. Silhouette einer jungen Frau mit Magersucht. Die linke Seite symbolisiert ihre gesunden Anteile, die rechte ihre kranken Anteile.

selbst bedingt. Diese Betroffene wäre dann zwar zum überwiegenden Teil «Herrin im eigenen Haus», zu einem nicht unbeträchtlichen Teil jedoch der Magersucht hörig.

Wie können Sie als Außenstehende erkennen, wann es «die Magersucht» ist, die mit Ihnen spricht, und wann es die Betroffene selbst ist? Wann können Sie dem, was die Betroffene sagt oder verspricht, trauen und wann nicht? Die Grafik legt die Antwort nahe: Je größer der Essstörungsanteil, desto weniger Vertrauen können Sie haben. Je geringer z. B. im Verlauf einer Therapie der Magersuchtanteil wird, desto mehr können Sie der Betroffenen wieder vertrauen.

Bulimia nervosa

Auch Betroffene mit Bulimia nervosa beschäftigen sich übermäßig mit Essen, ihrer Figur und ihrem Gewicht. Darüber hinaus haben sie regelmäßig Essattacken. Eine Essattacke ist definiert als «Verzehr großer Mengen von Nahrung in kurzer Zeit» und geht einher mit dem Gefühl, die Kontrolle über das Essen zu verlieren. Mit dem «Vollschlagen des Bauches» kehrt vorübergehend eine gewisse Ruhe und Müdigkeit bei der Betroffenen ein. Probleme rücken in den Hintergrund. Allerdings kommt auch große Angst auf, durch die zugeführte Nahrung zuzunehmen, so dass die Betroffene nach kurzer Zeit Maßnahmen ergreift, um die aufgenommenen Kalorien wieder loszuwerden, indem sie sich erbricht oder Abführmittel, Appetitzügler, Schilddrüsenpräparate oder Entwässerungsmittel missbraucht («Purging»-Verhalten).

«Binge-Eating»-Störung

Die «Binge-Eating»-Störung wurde in den amerikanischen Diagnosekriterien erstmals 1994 vorläufig definiert. Es handelt sich dabei um eine Essstörung mit Heißhungerattacken wie bei Bulimia nervosa, jedoch ohne die einer Gewichtszunahme entgegensteuernden Verhaltensweisen wie absichtlich herbeigeführtes Erbrechen oder Missbrauch von Appetitzüglern, Abführmitteln, Schilddrüsenpräparaten oder Entwässerungsmitteln. Magersucht und Bulimia nervosa betreffen ganz überwiegend Frauen. Bei der «Binge-Eating»-Störung liegt der Anteil der Männer hingegen bei rund einem Drittel.

2.3 Diagnose von Essstörungen

Tabelle 1 enthält die diagnostischen Kriterien der drei wesentlichen Essstörungsformen. Nur etwa die Hälfte der Patienten, die eine ambulante oder stationäre Therapie aufsuchen, erfüllen die diagnostischen Kriterien für eine dieser drei Essstörungen. 50 % erfüllen die Kriterien nicht, haben aber dennoch eine behandlungsbedürftige Essstörung. Lassen Sie sich also nicht zu sehr davon beeinflussen, ob die diagnostischen Kriterien ganz erfüllt sind oder nicht. Wichtiger als die Frage, ob eine anorektische oder bulimische Essstörung vorliegt, ist die Frage, wie stark einzelne Symptome ausgeprägt sind und wie chronisch das gestörte Essverhalten ist. Wichtiger ist, wie groß die Angst ist, dick zu sein oder dick zu werden, wie stark und häufig die Heißhungerattacken sind und wie exzessiv die Betroffenen sich erbrechen oder Appetitzügler und Entwässerungsmittel missbrauchen.

Tab. 1. Diagnostische Kriterien für die drei wichtigsten Essstörungen

Anorexia nervosa (AN) ICD F50.0[a]	
1.	Untergewicht (Body Mass Index (BMI) von ≤ 17,5 kg/m^2 bzw. Körpergewicht mindestens 15 % unter zu erwartendem Gewicht)
2.	Selbst herbeigeführter Gewichtsverlust durch Vermeiden höher kalorischer Nahrung oder durch Erbrechen, Abführmittel, übertriebene körperliche Aktivität, Appetitzügler oder Entwässerungsmittel
3.	Tief verwurzelte Angst, zu dick zu werden (Körperschemastörung).
4.	Hormonelle Veränderungen (als Folge des Unterernährungszustandes, Normalisierung mit Gewichtszunahme, Verzögerung oder Hemmung der Entwicklungsschritte bei Erkrankungsbeginn in der Kindheit)
Untertypen	
F50.00	Restriktive (asketische) Magersucht
F50.01	Magersucht vom «Binge-Eating»- und Purging-Typ mit «Purging»-Verhalten[b] zur Gewichtsabnahme in Verbindung mit Heißhungerattacken
F50.1	Atypische Magersucht
Bulimia nervosa (BN) ICD F50.1[a]	
1.	Übermäßige Beschäftigung mit Essen, Figur und Gewicht. Essattacken mit Verzehr großer Mengen von Nahrung in kurzer Zeit (≥ 2× / Woche) und Gefühl des Kontrollverlustes über das Essen
2.	Selbstinduziertes Erbrechen, Missbrauch von Abführmitteln, Fasten, Einnahme von Appetitzüglern, Schilddrüsenpräparaten oder Diuretika, um einer Gewichtszunahme entgegenzuwirken («Purging»-Verhalten)[b]
3.	Krankhafte Ängste davor, dick zu werden
Untertypen	
F50.3	Atypische BN: Ein (oder mehrere) diagnostische Merkmal(e) der BN F50.2 fehlen
F50.4	Essattacken bei sonstigen psychischen Störungen
F50.5	Erbrechen bei sonstigen psychischen Störungen
«Binge-Eating»-Störung (BES) DSM-IV[c] Symptomatik wie bei Bulimia nervosa, doch ohne «Purging-Verhalten» (Erbrechen, Abführmittel etc.)	
1.	Wiederholte Episoden von Essattacken mit Essen von großen Mengen in relativ kurzer Zeit und Gefühl des Kontrollverlustes über das Essen
2.	Die Essattacken gehen einher mit schnellerem Essen als üblich, Essen bis zu unangenehmem Völlegefühl, Essen größerer Nahrungsmengen ohne bestehendes Hungergefühl und/oder Einnahme des Essens allein sowie Scham, Ekel, Depression oder Schuldgefühl
3.	Es besteht ein deutliches Leiden wegen der Essattacken
4.	Essattacken an mind. 2 Tagen / Woche über 6 Monate

[a] ICD-10 = International Classification of Diseases der Weltgesundheitsorganisation WHO.
[b] Erbrechen, Missbrauch von Abführmitteln, Appetitzüglern, Entwässerungsmitteln oder Klistieren.
[c] DSM-IV = Diagnostische Kriterien der Amerikanischen Psychiatrischen Gesellschaft (APA).

Welche Bedeutung haben Laboruntersuchungen?

Was helfen uns Laboruntersuchungen und technische Befunde bei der Diagnosestellung von Essstörungen? Sie sagen uns im Grunde nichts, was uns die Betroffene nicht auch selbst sagen könnte. Deshalb ist es sehr wichtig, mit der Betroffenen eingehend zu sprechen – nicht inquisitorisch, aber doch mit gezielten Fragen. Wesentlich dabei ist es, die Motive ihres Essverhaltens herauszufinden und natürlich die Glaubhaftigkeit ihrer Aussagen einschätzen zu können. Eine Betroffene wird ihrem Arzt oder Psychotherapeuten nicht gleich alles erzählen. Sie muss erst Vertrauen fassen. Vielleicht berichtet sie auch den Eltern, ihrem Freund oder einem Lehrer von sich aus oder bei gezielter Befragung. Menschen, die schlank, überschlank oder sogar untergewichtig sind, aber nichts unternehmen, um schlanker zu werden, sowie Personen mit Untergewicht als Folge einer anderen Erkrankung (z. B. Appetitlosigkeit bei Depression) haben keine anorektische oder bulimische Essstörung. Natürlich gibt es «gesunde Schlanke» und «kranke Untergewichtige»; bei ersteren fehlt das Motiv, irgendetwas zu unternehmen, um schlank zu werden. Menschen, die von einer Essstörung betroffen sind, wollen übermäßig schlank sein (Magersucht), haben Angst zuzunehmen oder wollen noch schlanker werden (Bulimia nervosa) oder neigen zu Übergewicht, streben aber eine schlanke Figur an («Binge-Eating»-Störung). In unserer Gesellschaft sind Übergewicht oder gar Adipositas (Fettleibigkeit) «out». Stark fettleibige Menschen werden eindeutig diskriminiert. Schlanksein ist «in». Diesem Schönheitsideal zu entsprechen, mildert die alles durchdringenden Unzulänglichkeitsgefühle, die einer Essstörung zugrunde liegen. Die Essstörung führt dazu, dass die Betroffenen entweder wenig Kalorien zu sich nehmen (Fasten oder Diät) oder zugeführte Kalorien vorzeitig wieder von sich geben, sei es durch Erbrechen, anderes «Purging»-Verhalten oder durch übermäßige körperliche Bewegung, Gymnastik oder exzessives Laufen, um die Verbrennung von Kalorien zu steigen.

Bedeutung von Körpergewicht und «Body Mass Index»

Ob eine Person zu leicht oder zu schwer ist, hängt nicht nur ihrem Gewicht, sondern auch von ihrer Größe ab. Darüber hinaus spielen das Geschlecht, der Körperbau und die Dicke der großen Skelettknochen eine Rolle. Im klinischen Alltag verwendet man bei Erwachsenen (d.h. ausgewachsenen Menschen) den «Body Mass Index» (BMI). Dieser setzt das Gewicht in Relation zur Körpergröße und berechnet sich nach der folgenden Formel:

$$\text{BMI} = \frac{\text{Körpergewicht in kg}}{(\text{Körpergröße in m})^2} \quad \text{z.B.} \quad \frac{66\ \text{kg}}{(1{,}72\,\text{m})^2} = \frac{66\ \text{kg}}{2{,}96\ \text{m}^2} = 22{,}3\ \text{kg/m}^2$$

Der BMI ist ein relativ grobes Maß, aus dem Untergewicht, Normalgewicht und Übergewicht sowie das Vorliegen einer Adipositas ersehen werden können. Ein BMI-Wert zwischen 20 und 25 kann als normal angesehen werden. Ein BMI-Wert unter 17,5 kg/m^2 bedeutet Untergewicht (wie z. B. bei Magersucht). Ein BMI-Wert zwischen 17,6 und 19,9 liegt zwar über der Grenze für Magersucht, bedeutet aber immer noch Untergewicht. Ein BMI zwischen 25,0 und 29,9 bedeutet Übergewicht, und ein BMI über 30,0 bedeutet Adipositas. Die Diagnose einer Adipositas wird weiter unterteilt, je nachdem wie stark das Übergewicht ausgeprägt ist. Bei einem BMI von 30,0 bis 34,9 spricht man von Adipositas Grad 1, bei 35,0 bis 39,9 von Adipositas Grad 2 und bei einem BMI von 40 und mehr von Adipositas Grad 3.

Der BMI, wie er sich aus der oben angegebenen Formel oder aus Tabelle 2 ergibt, berücksichtigt weder Alter, Geschlecht noch die Art des Knochenbaus einer Person. Alter und Geschlecht spielen jedoch besonders Kindern und Jugendlichen eine große Rolle, um zu beurteilen, ob eine Gewichtsabweichung vorliegt. Deswegen hat man Wachstumstabellen entwickelt, die sich auch als Wachstumskurven grafisch darstellen lassen (Abb. 4). Dazu hat man auf der Basis von bevölkerungsbezogenen Untersuchungen sogenannte «Perzentilwerte» berechnet. In der Kurve in Abbildung 4a kann man ablesen, dass ein 13-jähriges Mädchen mit einem Gewicht von ca. 48 kg einen Perzentilwert von 50 hat. Dieser Wert bedeutet, dass 50 % ihrer Altersgenossinnen ein höheres Gewicht und 50 % ein niedrigeres Gewicht haben. Ihr Gewicht entspricht somit genau dem Durchschnitt und ist ganz normal. Ein 13-jähriges Mädchen mit einem Gewicht von ca. 35 kg hätte dagegen einen Perzentilwert von 3, was bedeutet, dass nur 3 % aller Mädchen mit 13 Jahren weniger wiegen. Dieses Mädchen hätte also ein sehr niedriges Gewicht. Wenn auch die anderen diagnostischen Kriterien erfüllt sind, würde man bei ihr von Magersucht sprechen.

Bei Erwachsenen werden derzeit die einfachen BMI-Tabellen (wie in Tab. 2) bzw. die oben genannte BMI-Formel angewendet, um Über- oder Untergewicht festzustellen, auch wenn der BMI nicht ganz präzise ist, da er weder den Knochenbau noch das Geschlecht berücksichtigt. Bei gleichem Alter haben Männer im Mittel einen höheren BMI-Wert als Frauen. Bei Kindern und Jugendlichen, die noch im Wachsen begriffen sind, ist es jedoch sehr viel genauer, die BMI-Perzentilkurven zu verwenden. Wie aus dem Verlauf der Perzentilkurve P50 in Abbildung 4 zu ersehen ist, nimmt das mittlere Gewicht in den ersten Lebensmonaten drastisch zu, kommt dann zu einem vorübergehenden Höhepunkt um den 9. Lebensmonat, nimmt dann etwas ab (Alter des Streckens) und dann etwa ab dem Alter der Einschulung kontinuierlich zu. BMI-Tabellen und Perzentilkurven liegen jedem Kinderarzt und jedem Facharzt für Kinder- und Jugendpsychiatrie vor und finden sich auch im Internet zum Beispiel unter *www.mybmi.de.*

Schwierigkeiten beim Stellen einer Essstörungsdiagnose

Das Körpergewicht spielt nur eine begrenzte Rolle für die Diagnostik, denn wichtiger ist das zugrunde liegende Motiv für Gewicht und Verhalten. Ist ein Mensch untergewichtig, ohne dass er dies anstrebt, hat er keine Magersucht. Daher ist die Diagnose für den äußeren Betrachter schwer zu stellen, wenn die betroffene Person die Essstörungssymptome verleugnet oder kaschiert. Deswegen ist es wichtig, auch das Verhalten der Betroffenen genau zu beobachten. Verhaltensweisen, die eine Essstörung nahelegen, sind ungewöhnliche Essensrituale, heimliches Essen, Vermeiden von Essen in Gemeinschaft und innere Unruhe als Ausdruck eines Bewegungsdrangs. Ein untergewichtiger Krebspatient wird selbstverständlich die schonendere Alternative wählen – den Aufzug statt der Treppe. Magersüchtige und auch die meisten Menschen mit Bulimia nervosa versuchen hingegen, sich möglichst viel zu bewegen, weil sie hoffen, damit Kalorien zu verbrennen.

Auch im Rahmen schwerer Depressionen kann es durch Appetitverlust zu Gewichtsabnahme und Untergewicht kommen, was die Person aber nicht anstrebt.

Tab. 2. Body Mass-Index (BMI) in kg/m² unter Berücksichtigung von Körpergröße und -gewicht

Körpergröße / Körpergewicht in kg	1,62	1,63	1,64	1,65	1,66	1,67	1,68	1,69	1,70	1,71	1,72	1,73	1,74	1,75	1,76	1,77	1,78	1,79	1,80
44	16,8	16,6	16,4	16,2	16,0	15,8	15,6	15,4	15,2	15,0	14,9	14,7	14,5	14,4	14,2	14,0	13,9	13,7	13,6
45	17,1	16,9	16,7	16,5	16,3	16,1	15,9	15,8	15,6	15,4	15,2	15,0	14,9	14,7	14,5	14,4	14,2	14,0	13,9
46	17,5	17,3	17,1	16,9	16,7	16,5	16,3	16,1	15,9	15,7	15,5	15,4	15,2	15,0	14,9	14,7	14,5	14,4	14,2
47	17,9	17,7	17,5	17,3	17,1	16,9	16,7	16,5	16,3	16,1	15,9	15,7	15,5	15,3	15,2	15,0	14,8	14,7	14,5
48	18,3	18,1	17,8	17,6	17,4	17,2	17,0	16,8	16,6	16,4	16,2	16,0	15,9	15,7	15,5	15,3	15,1	15,0	14,8
49	18,7	18,4	18,2	18,0	17,8	17,6	17,4	17,2	17,0	16,8	16,6	16,4	16,2	16,0	15,8	15,6	15,5	15,3	15,1
50	19,1	18,8	18,6	18,4	18,1	17,9	17,7	17,5	17,3	17,1	16,9	16,7	16,5	16,3	16,1	16,0	15,8	15,6	15,4
51	19,4	19,2	19,0	18,7	18,5	18,3	18,1	17,9	17,6	17,4	17,2	17,0	16,8	16,7	16,5	16,3	16,1	15,9	15,7
52	19,8	19,6	19,3	19,1	18,9	18,6	18,4	18,2	18,0	17,8	17,6	17,4	17,2	17,0	16,8	16,6	16,4	16,2	16,0
53	20,2	19,9	19,7	19,5	19,2	19,0	18,8	18,6	18,3	18,1	17,9	17,7	17,5	17,3	17,1	16,9	16,7	16,5	16,4
54	20,6	20,3	20,1	19,8	19,6	19,4	19,1	18,9	18,7	18,5	18,3	18,0	17,8	17,6	17,4	14,0	17,0	16,9	16,7
55	21,0	20,7	20,4	20,2	20,0	19,7	19,5	19,3	19,0	18,8	18,6	18,4	18,2	18,0	17,8	17,6	17,4	17,2	17,0
56	21,3	21,1	20,8	20,6	20,3	20,1	19,8	19,6	19,4	19,2	18,9	18,7	18,5	18,3	18,1	17,9	17,7	17,5	17,3
57	21,7	21,5	21,2	20,9	20,7	20,4	20,2	20,0	19,7	19,5	19,3	19,0	18,8	18,6	18,4	18,2	18,0	17,8	17,6
58	22,1	21,8	21,6	21,3	21,0	20,8	20,5	20,3	20,1	19,8	19,6	19,4	19,2	18,9	18,7	18,5	18,3	18,1	17,9
59	22,5	22,2	21,9	21,7	21,4	21,2	20,9	20,7	20,4	20,2	19,9	19,7	19,5	19,3	19,0	18,8	18,6	18,4	18,2
60	22,9	22,6	22,3	22,0	21,8	21,5	21,3	21,0	20,8	20,5	20,3	20,0	19,8	19,6	19,4	19,2	18,9	18,7	18,5
61	23,2	23,0	22,7	22,4	22,1	21,9	21,6	21,4	21,1	20,9	20,6	20,4	20,1	19,9	19,7	19,5	19,3	19,0	18,8

▶

Tab. 2. Fortsetzung

Körpergröße / Körpergewicht in kg	1,62	1,63	1,64	1,65	1,66	1,67	1,68	1,69	1,70	1,71	1,72	1,73	1,74	1,75	1,76	1,77	1,78	1,79	1,80
62	23,6	23,3	23,1	22,8	22,5	22,2	22,0	21,7	21,5	21,2	21,0	20,7	20,5	20,2	20,0	19,8	19,6	19,4	19,1
63	24,0	23,7	23,4	23,1	22,9	22,6	22,3	22,1	21,8	21,5	21,3	21,0	20,8	20,6	20,3	20,1	19,9	19,7	19,4
64	24,4	24,1	23,8	23,5	23,2	22,9	22,7	22,4	22,1	21,9	21,6	21,4	21,1	20,9	20,7	20,4	20,2	20,0	19,8
65	24,8	24,5	24,2	23,9	23,6	23,3	23,0	22,8	22,5	22,2	22,0	21,7	21,5	21,2	21,0	20,7	20,5	20,3	20,1
66	25,1	24,8	24,5	24,2	24,0	23,7	0,0	23,1	22,8	22,6	22,3	22,1	21,8	21,6	21,3	21,1	20,8	20,6	20,4
67	25,5	25,2	24,9	24,6	24,3	24,0	23,7	23,5	23,2	22,9	22,6	22,4	22,1	21,9	21,6	21,4	21,1	20,9	20,7
68	25,9	25,6	25,3	25,0	24,7	24,4	24,1	23,8	23,5	23,3	23,0	22,7	22,5	22,2	22,0	21,7	21,5	21,2	21,0
69	26,3	26,0	25,7	25,3	25,0	24,7	24,4	24,2	23,9	23,6	23,3	23,1	22,8	22,5	22,3	22,0	21,8	21,5	21,3
70	26,7	26,3	26,0	25,7	25,4	25,1	24,8	24,5	24,2	23,9	23,7	23,4	23,1	22,9	22,6	22,3	22,1	21,8	21,6
71	27,1	26,7	26,4	26,1	25,8	25,5	25,2	24,9	24,6	24,3	24,0	23,7	23,5	23,2	22,9	22,7	22,4	22,2	21,9
72	27,4	27,1	26,8	26,4	26,1	25,8	25,5	25,2	24,9	24,6	24,3	24,1	23,8	23,5	23,2	23,0	22,7	22,5	22,2
73	27,8	27,5	27,1	26,8	26,5	26,2	25,9	25,6	25,3	25,0	24,7	24,4	24,1	23,8	23,6	23,3	23,0	22,8	22,5
74	28,2	27,9	27,5	27,2	26,9	26,5	26,2	15,4	25,6	25,3	25,0	24,7	24,4	24,2	23,9	23,6	23,4	23,1	22,8
75	28,6	28,2	27,9	27,5	27,2	26,9	26,6	26,3	26,0	25,6	25,4	25,1	24,8	24,5	24,2	23,9	23,7	23,4	23,1

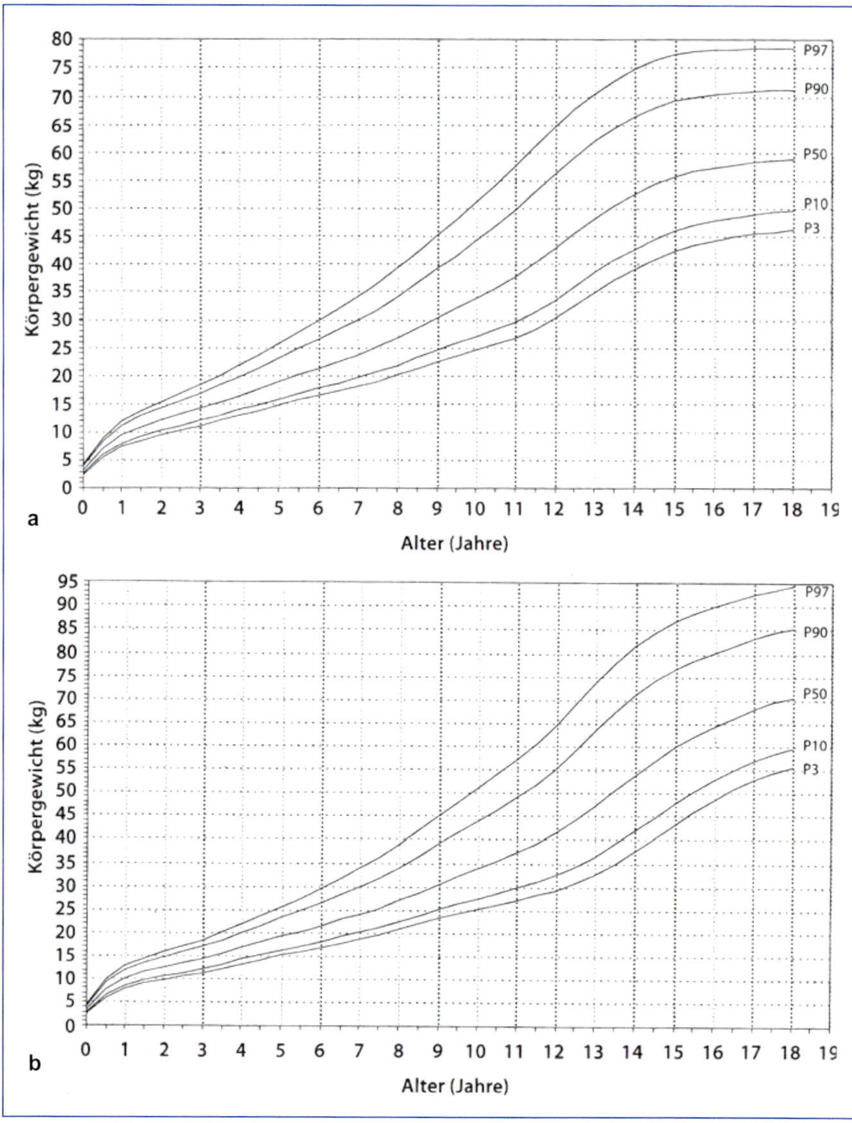

Abb. 4. Perzentilkurven für das Körpergewicht in Kilogramm **a** bei Mädchen, **b** bei Jungen.

Körperliche Erkrankungen wie bestimmte Entwicklungskrankheiten («Gedeihstörungen») oder Tumorerkrankungen können ebenfalls zu Untergewicht führen. Anders als bei einer Essstörung streben die Betroffenen hier aber nicht danach, schlank zu sein. Essanfälle können auch bei der Zuckerkrankheit (Diabetes mellitus) auftreten. Sie werden bei einer Zuckerkrankheit allerdings nicht geplant wie von einer Person mit einer bulimischen Essstörung.

2.4 Gefühle und Pubertät

Eine Essstörung ist meist kein isoliertes Phänomen, sondern hängt mit anderen Problemen zusammen. Beispielsweise kann Angst das zugrunde liegende Problem sein. Ein Mädchen, das unter vielen verschiedenen Ängsten leidet, hat sich beispielsweise während der Pubertät auf die Angst fixiert, sie könne zunehmen. Alle ihre Ängste drehen sich dann um diesen Fixpunkt herum. Ein anderes Mädchen mag ausgeprägte Selbstwertprobleme haben. Nachdem diese sich über Jahre einmal auf dieses, einmal auf jenes bezogen haben, machen sich ihre Selbstzweifel und ihr mangelndes Selbstwertgefühl nun möglicherweise an ihrem Körper fest. Ausgelöst wird dies oft durch Hänseleien, zum Beispiel von Schulkameraden, wegen einer kompakteren Figur, die das Mädchen vielleicht von seinen Eltern geerbt hat. Sie wünscht sich nichts sehnlicher, als auszusehen wie Kate Moss, obwohl sie vom Wuchs eher klein und gedrungen ist und einen recht starken Knochenbau hat. Ziel des Fastens ist dann meist, über eine schlankere Figur das Selbstwertgefühl zu erhöhen. Für Angehörige und andere Personen im Umfeld der Betroffenen ist es wichtig, den Kontext, in dem die Essstörung steht, zu verstehen, um bessere Unterstützung geben zu können.

Pubertät

Die Pubertät kann früher oder später einsetzen und bringt biologische und körperliche Veränderungen mit sich, die sich auch das äußere Erscheinungsbild eines Jugendlichen auswirken. Bei Mädchen wachsen die Brüste und die Hüfte bildet sich mehr heraus. Bei Jungen verbreitern sich die Schultern und die Barthaare beginnen zu wachsen. Bei Jungen wie Mädchen wächst das Schamhaar, verändert sich die Haut und besonders bei Jungen wird die Stimme tiefer (Stimmbruch). In der Zeit der Pubertät findet ein Wachstumsschub statt, in dem die Jugendlichen um 20 % ihrer Erwachsenengröße wachsen und auch 50 % ihres Gewichts zunehmen. Muskeln und innere Organe einschließlich der Sexualorgane wachsen. Die erste Regelblutung kommt üblicherweise ein bis drei Jahre nach den ersten körperlichen Veränderungen in der Pubertät. Die körperlichen Rundungen entstehen zum großen Teil durch Fetteinlagerungen, die völlig normal sind und ohne die die Ausschüttung der Sexualhormone nicht stattfinden kann. Ist das Gewicht zu niedrig, wird die Sexualhormonbildung vom Hypothalamus, einem zentralen Bereich an der Basis des Gehirns, sehr schnell gestoppt. Eine Menstruation kann nur stattfinden, wenn ein gewisses Minimalgewicht vorliegt.

Wenn die Jugendlichen nicht mehr wie Kinder, sondern wie Erwachsene aussehen, ändern sich auch die Erwartungen der Eltern, Lehrer, Verwandten und Bekannten an sie.

In dieser Zeit ändern sich auch die Werthaltungen der Jugendlichen. Das Aussehen wird wichtiger. Der Wert eines Jungen steigt, wenn er muskulös und sportlich ist. Mädchen erfahren Wertschätzung besonders auch durch adrettes Aussehen und eine gute Figur, auch wenn dies von vielen jugendlichen Mädchen sehr überschätzt wird. Die Jugendlichen sind zum Beispiel in ihrer Schulklasse einem sich zunehmend wandelnden Wertgefüge ausgesetzt. Für die Bewertung und Selbsterfahrung ist wichtig, wer wen wohin einlädt und wer mit wem geht. Zunehmend geht es also um Beziehungen zum anderen Geschlecht.

Viele Jugendliche sind auf die neuen Herausforderungen nicht genügend vorbereitet. Das Mädchen, das eine Beziehung beginnt, wird vielleicht irgendwann mit ihrem Freund schlafen wollen. Ist sie aufgeklärt über Empfängnisverhütung? Ist es für sie ein selbstverständliches Thema, über das auch im Alltag gesprochen wird? Kann sie die Frage der Verhütung ansprechen, wenn es der andere nicht tut? Was passiert, wenn sie schwanger wird? Oder andersherum: Was ist, wenn sie vor der zunehmenden körperlichen Nähe und vor Sexualität Angst hat? Was ist, wenn sie bereits schlechte sexuelle Erfahrungen gemacht hat, missbraucht oder gar vergewaltigt wurde und dadurch blockiert ist und schon im Vorfeld jede Beziehung meidet? In den letzten 100 Jahren sind die Menschen in westlichen Industrieländern nicht nur größer geworden, auch der Eintritt der ersten Menstruationsblutung bei Mädchen hat sich nach vorne verlagert und findet also in einem jüngeren Alter statt. Der Grund für diese Veränderung ist wahrscheinlich die verbesserte Ernährungssituation in den Industrieländern. Trotz aller freizügigen Berichterstattungen in den Medien über Sexualität und trotz «sexueller Revolution» sind junge Mädchen, insbesondere wenn sie ihre erste Menstruationsblutung sehr früh haben, jedoch nicht genügend darauf vorbereitet, damit de facto eine geschlechtsreife Frau zu sein.

2.5 Ängste, Zwänge, Depressionen und Persönlichkeitsstörungen

Häufig gehen Essstörungen mit Ängsten oder Depressionen einher. Diese können entweder Grundlage der Essstörung sein oder als Folge der Essstörung entstehen.

Ängste und Angsterkrankungen

Ängste sind normal. Kinder haben mehr Ängste als Erwachsene. Im Lauf unseres Lebens lernen wir, mit Ängsten umzugehen. Ängste können real sein, wie zum Beispiel die Angst, auf einer viel befahrenen Straße überfahren zu werden. Ängste können aber auch irrational sein, wie die Angst einer perfektionistischen, begabten Schülerin, durch eine Prüfung zu fallen, obwohl sie sich gut vorbereitet hat. Es gibt jedoch auch Angsterkrankungen, bei denen der Leidensdruck so groß ist, dass man dadurch im Leben eingeschränkt ist.

Zu einer solchen Angsterkrankung zählen die sogenannten *spezifischen Phobien*, d.h. klinisch bedeutsame Ängste, die durch ein bestimmtes Objekt oder eine bestimmte Situation ausgelöst werden und häufig dazu führen, dass der Betroffene diese vermeidet. Beispiele für spezifische Phobien sind die Angst vor harmlosen Tieren wie Spinnen oder die Angst, sich in einem engen Raum aufzuhalten (Klaustrophobie).

Eine andere Angsterkrankung ist die *soziale Phobie*. Diese wird durch bestimmte soziale Situationen oder Leistungssituationen ausgelöst und führt ebenfalls oft zu Vermeidungsverhalten. Menschen mit sozialer Phobie getrauen sich nicht, andere anzusprechen, um sie zum Beispiel nach dem Weg zu fragen; sie haben Angst, selbst angesprochen zu werden, oder wagen es nicht, vor anderen etwas zu sagen, zum Beispiel bei einer Geburtstagsfeier einen Toast auszusprechen.

Auch die *Agoraphobie* ist eine Angsterkrankung. Menschen mit Agoraphobie haben Angst, an einem Ort zu sein, von wo zu fliehen schwierig wäre oder wo bei einer Panikattacke keine Hilfe erreichbar sein könnte, zum Beispiel wenn man allein mit dem Bus, Zug oder Auto reist, allein in einer Menschenmenge ist, auf einer Brücke steht oder allein außer Haus geht. In der Regel geht auch die Agoraphobie mit Vermeidungsverhalten einher. Das Vermeidungsverhalten verhindert es, dass der Betroffene neue Lernerfahrungen macht. Bei Angststörungen, insbesondere bei Agoraphobie, können immer wieder unerwartete Panikattacken auftreten. Sie führen dazu, dass sich die Betroffenen ständig sorgen, dass wieder eine Panikattacke auftreten und was dann passieren könnte. Diese Sorge kann so weit gehen, dass die Betroffenen fürchten, einen Herzinfarkt zu erleiden, verrückt zu werden oder die Kontrolle zu verlieren.

Als eine Form der Angststörung gilt auch die sogenannte *Zwangsstörung*. Eine Zwangsstörung kann in Form von Zwangs*gedanken* oder in Form von Zwangs*handlungen* auftreten, die von den Betroffenen zwar selbst als unsinnig erkannt werden, denen sie aber dennoch folgen müssen. Wer einen Kontrollzwang hat, prüft vielleicht 20-mal, ob er die Haustür auch wirklich zugeschlossen hat, ehe er das Haus verlässt. Andere Zwänge haben mit Reinlichkeit zu tun (z. B. zwanghaftes Händewaschen) oder mit Ordnen und Kontrollieren. Zwangsgedanken spielen sich mehr im Kopf ab, zum Beispiel in Form von zwanghaftem Zählen oder wiederholtem Denken bestimmter Worte oder Inhalte. Kann der Betroffene die Zwangshandlung oder die Zwangsgedanken nicht ausführen, entstehen große Angst und Unwohlsein, so dass die Betroffenen es vermeiden, den Zwängen nicht Folge zu leisten. Weil der Zwang nicht oder nur schwer gestoppt werden kann, können keine neuen, anderen Lernerfahrungen gemacht werden. Zwangshandlungen wie Waschzwang, Ordnungszwang, Kontrollzwang und Zwangsgedanken sind bei Menschen mit anorektischen und bulimischen Essstörungen recht häufig.

Eine andere Angststörung ist die *generalisierte Angststörung*. Betroffene mit generalisierter Angststörung haben generell übermäßige Ängste und Sorgen und hegen furchtsame Erwartungen bezüglich verschiedener Ereignisse oder Tätigkeiten. Diese Ängste und Sorgen gehen einher mit Ruhelosigkeit, leichter Ermüdbarkeit, Konzentrationsschwierigkeiten oder einem Gefühl von Leere im Kopf, Muskelanspannungen, Reizbarkeit oder Schlafstörungen. Die Betroffenen fühlen sich sozial und beruflich beeinträchtigt und leiden unter ihren Ängsten. Ängste können auch nach der Einnahme von gehirnwirksamen Substanzen wie Alkohol, Amphetamin oder Kokain entstehen.

Depressionen

Der Begriff der Depression wird von Ärzten und Psychologen breiter gefasst als von Laien. Folgende Symptome sind typisch für eine Depression, aber nicht jedes Symptom muss vorhanden sein:

- niedergeschlagene Stimmung
- depressive Gedanken
- Gedanken der Selbsterniedrigung, der Hoffnungslosigkeit und Aussichtslosigkeit
- vermindertes Interesse und verminderte Freude an fast allen Dingen und Aktivitäten
- Gewichtsverlust ohne Diät (ein depressiver Mensch kann erheblich abnehmen, aber hat nicht die magersuchttypische Grundhaltung und Einstellung)
- Einschlafstörungen und Durchschlafstörungen, frühmorgendliches Erwachen oder vermehrter Schlaf
- Bewegungsunruhe oder Verlangsamung

- Konzentrationsstörungen
- verringerte Entscheidungsfähigkeit
- Gefühle der Wertlosigkeit oder übermäßige, unangemessene Schuldgefühle
- Energieverlust und Müdigkeit
- wiederkehrende Gedanken an den Tod, Suizidvorstellung.

Die Betroffenen sind durch ihre Depression in ihrem sozialen, beruflichen oder sonstigen Leben beeinträchtigt und leiden unter den Symptomen.

Depressionen sind relativ weit verbreitet. In einer großen nordamerikanischen Studie, dem «National Comorbidity Survey», fanden Ronald Kessler und seine Mitarbeiter [1994] heraus, dass jeder sechste Mensch in den USA im Laufe seines Lebens bereits eine oder mehrere depressive Episoden durchgemacht hat. In den letzten 12 Monaten vor der Studie hatten 12,9 % aller Frauen und 7,7 % aller Männer in der amerikanischen Bevölkerung eine depressive Episode erlebt. Bei Frauen sind Depressionen und Angsterkrankungen häufiger als bei Männern. Männer haben dafür deutlich häufiger Alkoholprobleme.

Störungen der Persönlichkeit

Von einer Persönlichkeitsstörung spricht man, wenn ein andauerndes Muster von Verhalten und innerem Erleben vorliegt, das merklich von den Erwartungen anderer abweicht und sich im Denken und Fühlen, bei der Beziehungsgestaltung oder bei der Impulskontrolle eines Menschen bemerkbar macht. Ein solches Verhaltens- und Erlebensmuster beginnt häufig bereits in der Jugend oder im frühen Erwachsenenalter. Man unterscheidet etwa ein Dutzend unterschiedliche Persönlichkeitsstörungen. Im Zusammenhang mit Essstörungen sind vor allem die Borderline-Persönlichkeitsstörung, die vermeidend-selbstunsichere, die abhängige und die zwanghafte Persönlichkeitsstörung wichtig.

Borderline-Persönlichkeitsstörung

Bei Menschen mit Borderline-Persönlichkeitsstörung besteht ein tiefgreifendes Muster von Instabilität in menschlichen Beziehungen, im Selbstbild und in den eigenen Gefühlen, und sie sind häufig sehr impulsiv. Die Borderline-Persönlichkeitsstörung beginnt normalerweise im Jugend- oder frühen Erwachsenenalter. Folgende neun Bereiche charakterisieren die Störung – für die Diagnosestellung müssen fünf davon erfüllt sein:

1. Angst, verlassen zu werden
2. instabile, aber intensive zwischenmenschliche Beziehungen, die zwischen extremer Idealisierung und Entwertung schwanken
3. ausgeprägte und andauernde Instabilität des Selbstbildes oder der Selbstwahrnehmung
4. Impulsivität hinsichtlich Geldausgeben, Sexualität, Substanzmissbrauch, rücksichtslosem Fahren oder Essanfällen
5. wiederholte suizidale Handlungen oder Selbstverletzungsverhalten
6. gefühlsmäßige Instabilität – ein Zustand, der üblicherweise Stunden, selten länger als einige Tage andauert

7. Schwierigkeiten, Wut zu kontrollieren
8. chronisches Gefühl innerer Leere
9. vorübergehende, durch Belastung ausgelöste Wahnvorstellungen oder schwere dissoziative Symptome.

Unter einer Dissoziation versteht man einen Zustand, bei dem der Betroffene zwar wach erscheint, mit seinen Gedanken aber von der tatsächlichen Situation im Hier und Jetzt abgespalten (dissoziiert) ist. Diese Zustände sind bei Menschen mit Borderline-Persönlichkeitsstörung nicht selten.

Vermeidend-selbstunsichere Persönlichkeitsstörung

Bei der vermeidend-selbstunsicheren Persönlichkeitsstörung liegt ein tiefgreifendes Muster von sozialer Gehemmtheit, Überempfindlichkeit gegenüber negativer Beurteilung und Unzulänglichkeitsgefühlen vor. Wenn vier der folgenden sieben möglichen Kriterien erfüllt sind, kann die Diagnose gestellt werden. Der Betroffene

1. vermeidet berufliche Aktivitäten, die engere zwischenmenschliche Kontakte mit sich bringen aus Angst vor Kritik, Missbilligung oder Zurückweisung
2. hat Schwierigkeiten, sich auf Menschen einzulassen, wenn er nicht sicher ist, dass diese ihn akzeptieren
3. hält sich in intimeren Beziehungen zurück aus Angst, beschämt oder lächerlich gemacht zu werden
4. hat große Angst, in sozialen Situationen kritisiert oder abgelehnt zu werden
5. ist gehemmt in neuen zwischenmenschlichen Situationen aufgrund von Unzulänglichkeitsgefühlen
6. erlebt sich als gesellschaftlich unbeholfen, anderen unterlegen und persönlich unattraktiv
7. nimmt keine außergewöhnlichen persönlichen Risiken oder neue Unternehmungen auf sich aus Angst, das Resultat könnte ihn beschämen.

Abhängige Persönlichkeitsstörung

Bei manchen Patientinnen mit Essstörung liegt auch eine abhängige Persönlichkeitsstörung vor. Diese ist durch ein tiefgreifendes überstarkes Bedürfnis geprägt, umsorgt zu werden, was zu unterwürfigem, anklammerndem Verhalten und Trennungsängsten führt. Fünf der folgenden acht Kriterien müssen für die Diagnosestellung erfüllt sein:

1. Betroffene haben Schwierigkeiten, alltägliche Entscheidungen zu treffen, ohne ausgiebig Rat und Bestätigung anderer einzuholen
2. Betroffene bringen andere dazu, die Verantwortung für eigene Lebensbereiche zu übernehmen
3. Betroffene haben große Angst, anderen Menschen gegenüber eine abweichende Meinung zu vertreten, um ja nicht deren Unterstützung und Zustimmung zu verlieren
4. Betroffene haben Schwierigkeiten, selbst Unternehmungen zu beginnen oder unabhängig durchzuführen (mangelndes Vertrauen in die eigene Urteilskraft)
5. Betroffene tun alles, um Versorgung und Zuwendung von anderen zu erhalten, bis hin zur freiwilligen Übernahme unangenehmer Tätigkeiten

6. Betroffene fühlen sich allein unwohl oder hilflos, haben also übertriebene Angst, nicht für sich selbst sorgen zu können
7. Wenn eine Beziehung endet, suchen die Betroffenen mit aller Kraft eine neue Beziehung als Quelle von Fürsorge und Unterstützung
8. Betroffene haben unrealistisch hohe Angst davor, verlassen zu werden und für sich selbst sorgen zu müssen.

Zwanghafte Persönlichkeitsstörung

Schließlich sei noch die zwanghafte Persönlichkeitsstörung erwähnt. Zwangssymptome sind bei Menschen mit einer Essstörung häufig. Perfektionsstreben und Ordnungszwänge finden sich besonders bei Anorexia nervosa. Derzeit werden molekulargenetische Untersuchungen zur Ursache von Perfektionismus und Ordnungszwängen generell und im Zusammenhang mit Magersucht durchgeführt. Eine zwanghafte Persönlichkeitsstörung zeichnet sich aus durch ein tiefgreifendes Muster von intensiver Beschäftigung mit Ordnung, Perfektion und zwischenmenschlicher Kontrolle auf Kosten von Aufgeschlossenheit, Flexibilität und Effizienz. Vier der folgenden acht Kriterien müssen für die Diagnosestellung erfüllt sein. Die Betroffenen

1. beschäftigen sich übermäßig viel mit Details, Regeln, Ordnung, Listen, Organisation oder Plänen, so dass wesentliche Aspekte der Aktivität aus dem Blick geraten
2. sind so perfektionistisch, dass es die Aufgabenerfüllung behindert
3. verschreiben sich übermäßig ihrer Arbeit und Produktivität auf Kosten von Freizeitaktivitäten und Freundschaften
4. sind übermäßig skrupulös, gewissenhaft und rigide in Fragen von Moral, Ethik und Werten
5. können verschlissene oder wertlose Dinge nicht wegwerfen, selbst wenn sie nicht einmal Gefühlswert besitzen
6. delegieren Aufgaben nur widerwillig an andere
7. sind sich selbst und anderen gegenüber geizig und horten Geld für mögliche künftige Katastrophen
8. zeigen Rigidität und Halsstarrigkeit.

Leidet eine Patientin mit einer Essstörung darüber hinaus noch an einer anderen Erkrankung, so muss auch diese in der Therapie berücksichtigt werden. Größere Behandlungseinrichtungen für Menschen mit Essstörungen haben dafür Unterspezialisierungen entwickelt, in denen zusätzlich, aber getrennt von der Essstörung Ängste, Depressionen, Zwänge oder Borderline-Persönlichkeitsstörungen behandelt werden.

3 Mythen und Fehlinformationen über Ernährung und Essstörungen von A bis Z

Wir können etwas positiv definieren durch eine Beschreibung dessen, was es ist, zum Beispiel: «Ein Fußball ist ein runder Gegenstand.» Wir können diese positive Definition noch ergänzen durch Aussagen, was etwas nicht ist: «Ein Fußball hat keine Ecken. Ein Fußball ist nicht so klein wie ein Tennisball und nicht so groß wie ein Basketball. Ein Fußball ist nicht so schwer wie Beton und nicht so leicht wie Gas.» Sowohl die positive Definition als auch Aussagen dazu, was etwas nicht ist, helfen uns, das Wesen dessen, was definiert werden soll, genauer zu verstehen. Die folgenden pointierten Aussagen sollen mit einigen Mythen und Fehlinformationen aufräumen, die zum Thema Essstörungen kursieren.

A Essgestörte müssen sich nur zusammenreißen, dann bekommen sie wieder alles in den Griff. – Diese Aussage ist falsch!

Richtig ist: Magersucht, Bulimia nervosa und die «Binge-Eating»-Störung sind Krankheiten. Wenn diese voll ausgeprägt sind, ist es kaum möglich, sie aus eigener Kraft zu überwinden. Die Betroffenen brauchen Verständnis und Unterstützung von anderen und sollten ermutigt werden, eine Therapie aufzunehmen.

B Essstörungen sind nur pubertäres Oppositionsverhalten gegenüber Eltern oder Lehrern. Am besten, man lässt sich nicht provozieren. Das wächst sich aus. – Diese Aussage ist falsch!

Richtig ist: Oppositionelles, auflehnendes Verhalten kann zwar im Rahmen einer Essstörung vorkommen. Es erklärt aber nicht wirklich die Essstörung. Einer Essstörung liegt ein alles durchdringendes Gefühl von Unzulänglichkeit und ein tiefer Mangel an Selbstwertgefühl zugrunde, auch wenn manche Betroffenen dies durch «cooles» Verhalten überspielen können.

C Wenn eine Magersüchtige wieder ein normales Gewicht erlangt hat, ist sie gesund. – Diese Aussage ist falsch!

Richtig ist: Untergewicht ist nur eines der diagnostischen Kriterien für Magersucht, in Abgrenzung zu Bulimia nervosa und anderen Essstörungen. Magersüchtige haben aber auch eine verzerrte Selbstwahrnehmung und verzerrte Gedanken über sich selbst. Die Magersucht veranlasst die Betroffene, abzunehmen oder ihr niedriges Gewicht zu halten. Hat sich ihr Gewicht zum Beispiel aufgrund äußeren Drucks durch Angehörige oder in der Therapie normalisiert, bedeutet dies nicht unbedingt, dass auch die verzerrte Selbstwahrnehmung und die Magersuchtgedanken verschwunden sind. Allerdings ist eine Gewichtszunahme bis hin zum Normalgewicht im Rahmen einer Therapie meistens ein Zeichen für eine positive weitere Entwicklung. Die Menschen im Umfeld einer Magersüchtigen dürfen jedoch nicht erwarten, dass sich mit dem neuen Gewicht das Thema Magersucht erledigt hat.

D Eine Diät ist der effektivste Weg abzunehmen. – Diese Aussage ist falsch!
Richtig ist: Harsche Diäten stellen einen erheblichen Eingriff in den Stoffwechsel dar. Der Körper weiß nicht, warum ihm weniger Nahrung angeboten wird. Über die Jahrhunderttausende der Evolution der Menschheit haben sich hervorragende Stoffwechselreaktionen herausgebildet, um Zeiten von Nahrungsknappheit zu überleben. Durch Fasten oder Diäten gerät der Körper in einen Hungerzustand (Starvation), was zu Folge hat, dass der Stoffwechsel auf Sparflamme geschaltet wird. Wenn nach einer Fasten- oder Diätphase wieder genügend Nahrung zugeführt wird, versucht der Körper, einen Teil davon für Zeiten der Nahrungsknappheit zu speichern. In der heutigen Zeit von Nahrungsüberfluss in Industrieländern gibt es viele Menschen, die zeitweilig fasten oder Diäten machen und nur wenige davon bekommen eine Essstörung. Allerdings gibt es kaum eine Essgestörte, bei der nicht exzessive Diäten am Anfang der Essstörung standen.

E Essen macht dick. – Diese Aussage ist falsch!
Richtig ist: Ohne Essen können wir auf Dauer nicht leben. Man kann auch sagen: Nicht Essen an sich macht dick, sondern wenn wir Dinge in uns hineinfressen. Je besser unsere Körperwahrnehmung für Empfindungen wie Hunger und Sättigung geschärft ist, desto geringer ist die Gefahr, durch zu vieles Essen zuzunehmen. Frustessen, Essen aus Langeweile, Essen aus Kummer (Kummerspeck) können dazu führen zuzunehmen, zumal hier die Wahrnehmung von Hunger und Sättigung gestört ist.

F Ein sicherer Weg abzunehmen ist, das Frühstück auszulassen. –
Diese Aussage ist falsch!
Richtig ist: Unser Körper bedarf der Nahrungszufuhr in einigermaßen geregelten Intervallen. Durch eine feste Tagesstruktur mit Frühstück, Mittagessen, Abendessen und ein bis zwei Zwischenmahlzeiten können wir den Tag konzentriert und mit ausreichender Kraft bestehen. Ein Elektromotor braucht Energie in Form von Strom, unser Körper braucht Energie in Form Nahrung.

G Essstörungen sind ansteckend. – Diese Aussage ist falsch!
Richtig ist: An Schulen und Universitäten, wo viele junge Menschen zusammenkommen, mag es so erscheinen, doch nicht jeder bekommt eine Essstörung. Ein erhöhtes Risiko, an einer Essstörung zu erkranken, besteht bei einer erblichen Veranlagung, bei Überangepasstheit und unzureichendem Selbstwertgefühl sowie bei unzureichender Achtsamkeit hinsichtlich Körperwahrnehmung und eigenen Gefühlen.

H Eine Essstörung liegt vor, wenn man zu wenig oder zu viel isst. –
Diese Aussage ist falsch!
Richtig ist: Wesentlich für eine Essstörung ist, was die Betroffene denkt, fühlt und wie sie mit den Anforderungen des Lebens zurechtkommt, nicht primär das Zu-

viel- oder Zu-wenig-Essen. Die «Arena», in der sich eine Essstörung abspielt, ist das Zu-viel- oder Zu-wenig-Essen, doch wichtiger für das Verständnis einer Essstörung ist die dahinterliegende Dynamik des Nicht-Beachtens von Körperwahrnehmung und eigenen Gefühlen.

I Man kann nie zu fit sein: Je mehr man sich bewegt, desto besser. – Diese Aussage ist falsch!

Richtig ist: Bewegungsmangel ist zwar heutzutage sehr verbreitet und Bewegung ist durchaus gesund. Ein Übermaß ist jedoch ungesund und wird bei vielen Essstörungen beobachtet.

J Zeitschriften, Schule und Fernsehen sind schuld an der Zunahme von Essstörungen. – Diese Aussage ist falsch!

Richtig ist, dass wir im Vergleich zu früheren Jahrzehnten und Jahrhunderten einem größeren Druck ausgesetzt sind, schlank zu sein. Diesem Druck sind jedoch alle ausgesetzt, auch wenn er für Mädchen und Frauen etwas stärker ist als für Jungen und Männer. Das Schlankheitsideal ist eine notwendige, aber keine hinreichende Bedingung für die Entstehung einer Essstörung. Von den vielen, die dem Druck nach mehr Schlankheit ausgesetzt sind, erkranken vergleichsweise wenige an einer Essstörung. Andere Risikofaktoren spielen eine wichtigere Rolle. Noch nie hat es in unserer Gesellschaft eine so lange Zeit des Nahrungsüberflusses gegeben. Dass immer mehr Menschen unter Übergewicht und Fettleibigkeit leiden, ist eine natürliche Folge davon. Angesichts des Dauernahrungsüberflusses ist es aus gesamtgesellschaftlicher Sicht verständlich und sinnvoll, dass sich zur Prävention von Übergewicht und Adipositas eine breite Strömung eines Schlankheitskultes entwickelt. Wer schwimmen kann, geht in dieser Strömung jedoch nicht unter.

K Meist sind die Eltern an der Essstörung ihres Kindes schuld. – Diese Aussage ist falsch!

Richtig ist zwar, dass sich fast alle Eltern Gedanken machen, ob sie nicht zur Entstehung der Krankheit beigetragen haben. Schuldgefühle und Schuldzuweisungen sind jedoch Gift für die konstruktive Bearbeitung der Situation. Diese Betrachtungsebene führt nicht weiter. In der Regel haben die Eltern in der Erziehung das zu jedem Zeitpunkt aus ihrer Sicht Bestmögliche für ihr Kind gewollt und getan. Wenn jemand eine Essstörung entwickelt hat, geht es nicht um Schuldfragen, sondern darum, wer was tun kann, um die Betroffene aus den Fängen der Erkrankung herauszuführen.

L Süßigkeiten sind schlecht für die Gesundheit und fördern eine Essstörung. – Diese Aussage ist falsch!

Richtig ist: Der Körper braucht alle wesentlichen Nährstoffe: Kohlehydrate, Fett und Eiweiß. Süßigkeiten bestehen aus schnell verdaulichen Kohlehydraten (Zucker) und gegebenenfalls Fetten und etwas Eiweiß. Zu einem normalen Essverhalten gehören auch Süßigkeiten. Viele Menschen mit einer Essstörung verbieten sich den Genuss von Süßigkeiten aus Angst, mit dem Essen dann nicht mehr aufhören zu können. Jeder sollte auch Süßigkeiten essen, aber große Depots mit Süßigkeiten sind für niemanden gut. Auch hier gilt es, Maß zu halten.

M Eine Essstörung ist unheilbar. – Diese Aussage ist falsch!

Richtig ist: Der Begriff der Heilung stammt aus der Organmedizin. Wer beispielsweise die Masern überstanden hat, ist für viele Jahre und Jahrzehnte immun dagegen und damit geheilt. Bei Essstörungen und anderen psychischen Erkrankungen liegt in der Regel eine bestimmte Disposition (Neigung zur Erkrankung) vor, die teils mit der Erblichkeit des Stoffwechsels, teils mit der Persönlichkeit und dem eigenem Erleben und der Lebensbewältigung zu tun haben. Treten die Essstörungssymptome wieder auf, nachdem sie längere Zeit verschwunden waren, spricht man von einem erneuten Ausbruch der Essstörung. Faktoren, die das Risiko für eine Essstörung erhöhen, sind:

- niedriges Selbstwertgefühl, das durch Leistung und Perfektionismus kompensiert wird
- bestimmte Denkstile wie Alles-oder-Nichts-Denken
- gehäufte psychische Erkrankungen bei Verwandten
- mangelnde soziale Fertigkeiten wie Nein sagen und sich abgrenzen können
- psychische Traumata in der Vorgeschichte.

Durch eine Behandlung können Betroffene lernen, sich besser abzugrenzen, können erlittene Traumata verarbeiten, andere Denkstile als das Alles-oder-Nichts-Denken entwickeln und ihr Selbstwertgefühl verbessern. Dadurch würde sich das Risiko, unter Belastungen später erneut zu erkranken, deutlich vermindern. Dennoch gibt es kein Leben ohne Risiko. Wenn wir mit dem Flugzeug fliegen, gehen wir das Risiko ein, dass das Flugzeug abstürzt. Wenn das Risiko klein ist, braucht es uns in unseren Handlungen nicht einzuschränken. Von allen Essstörungen ist Magersucht die schwerste; sie verläuft am häufigsten chronisch oder endet sogar tödlich. Auch heute sterben noch 10–15 % der im Erwachsenenalter stationär behandelten Magersüchtigen. Von den überlebenden Magersüchtigen kommt etwa ein Drittel ganz von der Magersucht los, so dass deren Leben nicht mehr von der Magersucht bestimmt wird. Dennoch bleibt ein geringfügiges Restrisiko, in Zeiten großer seelischer Not wieder eine Magersucht zu entwickeln.

N Essgestörte sind schwach, kränklich und arbeitsunfähig. – Diese Aussage ist falsch!

Richtig ist: Essgestörte versuchen, besonders am Anfang, die Krankheit zu verheimlichen. Bei Magersüchtigen kann der Kontrast sehr stark werden zwischen ihrem körperlich ausgezehrten Zustand einerseits und ihrer Funktionsfähigkeit andererseits. Nicht wenige arbeiten bis zum letzten Tag vor einem Klinikaufenthalt oder gehen noch 32 kg (bei normaler Körpergröße) in die Schule, auch wenn die Konzentrationsfähigkeit bei so ausgeprägtem Untergewicht deutlich verringert ist.

O Magersüchtige essen gar nichts und haben ihren Appetit verloren. – Diese Aussage ist falsch!

Richtig ist: Der Name Anorexia nervosa (Anorexie = Appetitlosigkeit) ist eine Fehlbezeichnung. Magersüchtige haben durchaus das Bedürfnis, Nahrung zu sich zu nehmen, und essen auch, wenn auch nur geringe Mengen. Bei Magersucht und anderen Essstörungen besteht eine starke Tendenz, Körper- und Gefühlswahrnehmungen zu unterdrücken. Magersüchtige behaupten allerdings oft, sie hätten keinen Appetit. In Wirklichkeit steckt dahinter jedoch ein Motiv, das den Appetit unterdrückt: die Angst, zu dick zu werden, die Angst, die Selbstkontrolle zu verlieren, wenn sie ihrem Hunger nachgeben.

P Bei einem Essanfall werden immer große Mengen kalorienreicher Nahrung in kurzer Zeit konsumiert. – Diese Aussage ist falsch!
Richtig ist, dass es so in den diagnostischen Kriterien für bulimische Essstörungen steht. Man unterscheidet jedoch klinisch zwischen objektiven und subjektiven Essanfällen. Für objektive Essanfälle gilt diese Aussage. Für subjektive Essanfälle gilt die subjektive Wahrnehmung der Betroffenen. So kann eine Magersüchtige, die ein halben Brötchen ohne Belag zum Frühstück isst, dies bereits als Essattacke empfinden, weil sie dabei starke Angst hat, die Kontrolle zu verlieren. Ein neutraler Beobachter wird ein halbes trockenes Brötchen jedoch als sehr geringe Menge einschätzen.

Q Es ist gesund, möglichst fettfrei zu essen. – Diese Aussage ist falsch!
Richtig ist: Diäten kommen und gehen. Einige Diäten empfehlen, möglichst wenig Fett zu essen. Andere Diäten, zum Beispiel die Atkins-Diät, empfehlen, möglichst viel Fett zu essen. Es ist ein Glaubenskrieg, zu dem vor allem zu sagen ist: Jede einseitige Ernährung ist nicht gesund. Der Körper braucht Kohlehydrate, Fett und Eiweiß. 100 Gramm Fett haben mehr Energie (Kalorien) als 100 Gramm Kohlehydrate oder Eiweiß. Dennoch brauchen wir auch Fett in unserer Ernährung, denn Fett enthält die fettlöslichen Vitamine A, D, E und K, ohne die wir langfristig nicht lebensfähig sind. Gesund ist eine ausgewogene Nahrungszufuhr, die auch ausreichend Fett enthält.

R Vegetarisch essen ist gesünder. – Diese Aussage ist falsch!
Richtig ist: Fleisch und Milchprodukte enthalten neben Eiweiß auch Fett. Hier gilt das bereits zum Fettkonsum Vermerkte. Man kann auch leben, ohne Fleisch- und Milchprodukte zu essen. Pflanzliche Eiweißprodukte sind jedoch für den menschlichen Körper minderwertiger als tierische. Vegetarisch zu essen ist für Essgestörte jedoch aus einem anderen Grund brisant – Familienangehörige mögen ihre Einstellung hierzu auch selbst überprüfen: «Wenn ich mich von Salat und Joghurt ernähre (wenngleich auch ein Milchprodukt), nehme ich weniger Kalorien zu mir, als wenn ich Fleisch esse.» Hier werden oft weltanschauliche Gründe vorgeschoben, um beim Essen Kalorien einzusparen.

S Durch Abführmittel und entwässernde Medikamente nimmt man ab. – Diese Aussage ist falsch!
Richtig ist: Durch Abführmittel und entwässernde Medikamente wird vor allem mehr Flüssigkeit ausgeschieden. Auf der Waage drückt sich das als Gewichtsverlust aus. Nach der Einnahme dieser Mittel kommt es oft zu einem Völlegefühl, was häufig dazu führt, noch mehr davon einzunehmen – ohne dass dies dem erwünschten Ziel wirklich näher führt.

T Ein Arzt kann eine Essstörung sofort diagnostizieren, wenn er die Betroffene untersucht. – Diese Aussage ist falsch!
Richtig ist: Essgestörte neigen besonders zu Beginn der Krankheit dazu, ihre Essstörung zu verheimlichen oder herunterzuspielen. Oft führen nur gezielte direkte Fra-

gen diagnostisch weiter. Bei einer körperlichen Untersuchung, gegebenenfalls ergänzt durch Laborwerte und bildgebende Verfahren, kann der Arzt zwar andere in Frage kommende Erkrankungen ausschließen, aber eine Essstörung kann er letztlich auf diese Weise nicht diagnostizieren. Für die sichere Diagnose einer Essstörung bedarf es einer gezielten ausführlichen Befragung. Im Prinzip kann man das Wesen einer Essstörung auch als Laie erfassen. Magersüchtige haben einen ausgeprägten Drang, schlank zu sein oder weiter abzunehmen. Dies drückt sich auch in ihrem Verhalten aus. Magersüchtige bewegen sich gern. Sie gehen die Stockwerke zu Fuß, statt den Aufzug zu nehmen. Eine aufgrund einer Depression stark abgemagerte Patientin wird dagegen den Aufzug bevorzugen. Das Verhalten von Essgestörten ist geprägt durch den Wunsch, Kalorien zu verbrennen, um schlanker zu werden oder schlank zu bleiben. Dies gilt auch für Betroffene mit Bulimia nervosa, auch wenn deren Gewicht durchaus im normalen oder niedrig normalen Bereich liegen kann.

U Die Schwere der Essstörungssymptome, zum Beispiel das Ausmaß des Untergewichts, ist der beste Indikator dafür, ob und wie schnell die Betroffene wieder gesund wird. – Diese Aussage ist falsch!
Richtig ist: Andere Faktoren sind wichtiger, z. B. eine frühe wirkungsvolle Therapie, ob eine Persönlichkeitsstörung vorliegt und wie groß die familiäre Unterstützung ist.

V Essstörungen sind Störungen des Essverhaltens. – Diese Aussage ist falsch!
Richtig ist: In dem gestörten Essverhalten drückt sich etwas aus. Das, was sich darin ausdrückt, sind persönliche Ohnmacht, Hilfeschreie, die nicht verbalisiert werden können, innere Not und ein alles durchdringendes Gefühl von Unzulänglichkeit. Starre Essensregeln allein führen nicht zu einer dauerhaften Genesung, wenngleich es für das körperliche Wohlbefinden und Funktionieren sinnvoll ist, eine feste Tagestruktur mit drei Hauptmahlzeiten und ein bis zwei Zwischenmahlzeiten einzuführen.

W Magersüchtige sollten möglichst bald von ihren Eltern getrennt werden. – Diese Aussage ist falsch!
Richtig ist: Es gibt kaum eine Therapie, die Ärzte in ihrer Ohnmacht und Hilflosigkeit bei Magersüchtigen nicht versucht hätten. Frühere Beobachtungen, dass Magersüchtige unter enger oder strenger Überwachung in einer Klinik Besserung zeigten, aber diese Besserung zuhause oft nicht anhielt, führten manchen Arzt vorschnell dazu, eine «Parentektomie», d.h. eine Loslösung von den Eltern, als Therapie zu empfehlen. Heute weiß man, dass das Thema sehr viel differenzierter betrachtet werden muss. In einigen Fällen ist die häusliche Situation so explosiv und festgefahren, dass es das Beste ist, die Betroffene von den Eltern zu trennen – zumal bei volljährigen Essgestörten. Im Regelfall ist es jedoch besonders bei jüngeren Magersüchtigen sinnvoll und erforderlich, eine neue gemeinsame Basis für die Betroffene in der Familie zu erarbeiten. Dafür kann dieses Buch Anregungen geben. Noch wirkungsvoller wird es allerdings sein, zusätzlich einen erfahrenen Therapeuten zu Rate zu ziehen.

X Eine Essstörung ist eine natürliche vorübergehende Phase bei Jugendlichen. – Diese Aussage ist falsch!
Richtig ist: Eine Essstörung geht weit über auffälliges Essverhalten wie das Messer abschlecken oder aus der Flasche trinken hinaus. Hinter dem gestörten Essverhalten

liegen Störungen der Körper- und Gefühlswahrnehmung, Verzerrungen der Wahrnehmung und des Denkens, ein Alles-oder-Nichts-Denken und ausgeprägte Selbstwertprobleme.

Y Eine Essstörung kann man nicht verhindern. – Diese Aussage ist falsch!
Richtig ist: Es gibt viele Möglichkeiten, die Entstehung einer Essstörung zu verhindern. Je früher Sie damit beginnen, umso besser. Hat sich bereits eine Essstörung entwickelt, spielen die Menschen im direkten Umfeld der Betroffenen eine große Rolle für den weiterer Verlauf der Essstörung und eine mögliche Genesung. In der Regel ist der Betroffenen anfangs nicht bewusst, was hinter ihrer Essstörung steckt (große Selbstwertdefizite, unzureichende soziale Fertigkeiten sich abzugrenzen und Nein zu sagen, Alles-oder-Nichts-Denken, übermäßige Leistungsorientierung, Perfektionismus etc.).

Z Die Ursache für eine Essstörung ist eine überkontrollierende Mutter und ein passiver oder nicht anwesender Vater. – Dies ist ein Klischee!
Richtig ist: Das überkontrollierende Verhalten einer Mutter oder der Rückzug des Vaters aus der Familie können auch Folgen der Essstörung sein. Hier gilt: Nicht Schuldzuweisungen führen weiter, sondern eine konstruktive Betrachtung der Situation. Wenn sich eine Betroffene darüber beklagt, dass ihre Mutter sie zu viel kontrolliert oder dass ihr Vater nie für sie Zeit hat, hören Sie wirklich zu, hören Sie hin, fragen Sie nach, wann konkret dies der Fall ist, und versuchen Sie, die Betroffene zu verstehen. Nahrungsverweigerung ist eine massive Herausforderung für eine Familie. Mahatma Gandhi hat damit letztlich die Befreiung Indiens von der Kolonialmacht Großbritannien erwirkt. Nahrungsverweigerung hat eine explosive Kraft und Macht. Versuchen Sie zu verstehen, was zu der Nahrungsverweigerung führt. Auch Heißhungerattacken und Erbrechen beinhalten einen provokativen Umgang mit Nahrung. Schauen Sie sich mit der Betroffenen genau an, welche Reaktionen dies in Ihnen auslöst und was dazu führt, dass die Betroffene dieses Essverhalten zeigt.

4 Ursachen und Folgen von Essstörungen

Ist es die Umwelt? Sind es die Gene? Müsste sich die Betroffene nur etwas zusammenreißen? Sind die Eltern schuld daran, dass die Krankheit auftrat? Die Frage nach den Ursachen ist nicht einfach zu beantworten, denn erst das Miteinander mehrerer Faktoren bringt eine Essstörung zum Ausbruch. So haben zwar nahezu alle Patientinnen mit anorektischen oder bulimischen Essstörungen relativ früh in ihrer Krankheitsentwicklung eine Diät gemacht. Dennoch wäre es zu einseitig zu behaupten, Diäten seien die Ursache dieser Essstörungen. Viele Menschen machen hin und wieder eine Diät, aber erkranken trotzdem nicht an einer Essstörung. Folgende drei Bereiche müssen bei der Analyse der Ursache einer Essstörung berücksichtigt werden (Abb. 5):

1. Soziokulturelle Faktoren

Zu den soziokulturellen Faktoren zählen kulturelle und gesellschaftliche Normen und Ideale, die über Gleichaltrige, die Schule, die Familie oder Medien vermittelt werden. Hier muss insbesondere das herrschende Schlankheitsideal, das in Industrieländern mit Nahrungsüberfluss das Essverhalten prägt, berücksichtigt werden. Aufgrund des bestehenden Schlankheitsideales kommt es zu zeitweiligem Fasten und einer «Kultur der Diäten».

2. Biologische Faktoren

Biologische Faktoren spielen insbesondere bei Magersucht eine Rolle. Welche Bedeutung die Erbanlagen bei der Entstehung einer bestimmten Krankheit haben, lässt sich besonders gut an Zwillingen untersuchen. Eineiige Zwillinge haben genau das gleiche Erbgut, dagegen ist das Erbgut von zweieiigen Zwillingen nicht ähnlicher als das von normalen Geschwistern. Ist die Übereinstimmung (Konkordanz) in einem bestimmten Merkmal oder in einer Krankheit bei eineiigen Zwillingen höher als bei zweieiigen, kann man auf einen großen erblichen Einfluss auf die Ausprägung dieses Merkmals oder dieser Krankheit schließen. Bei Untersuchungen an eineiigen Zwillingen (selbes Erbgut) im Vergleich zu zweieiigen Zwillingen (Erbgut so verschieden wie zwischen normalen Geschwistern) fand man bei eineiigen Zwillingen eine sehr viel höhere Konkordanzrate hinsichtlich Magersucht (beide haben Magersucht) als bei zweieiigen.

3. Persönliche Faktoren

Zu den persönlichen Faktoren zählen die eigene Entwicklung, besondere Belastungen und die Persönlichkeit.

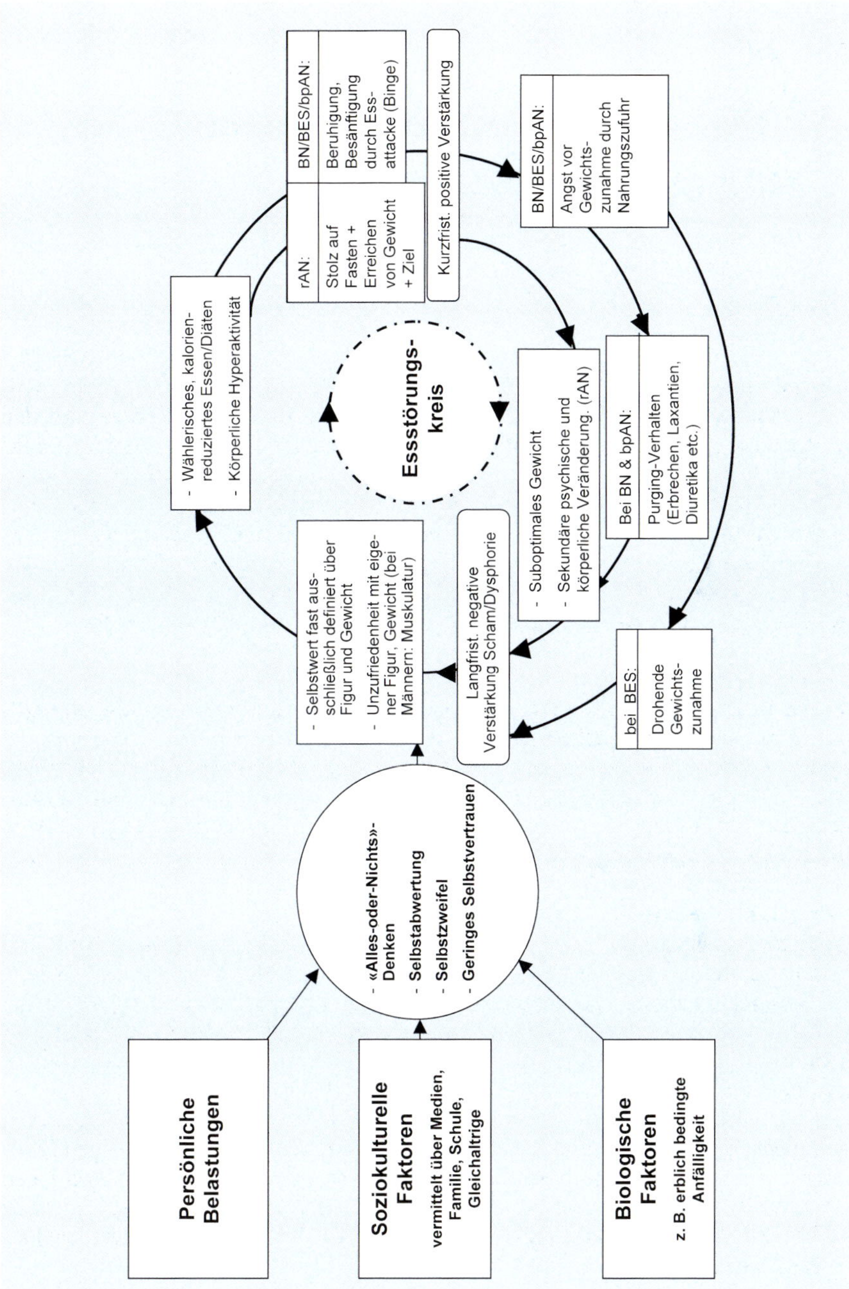

Abb. 5. Wege in den Teufelskreis einer Essstörung. AN = Anorexia nervosa; BES = «Binge-Eating»-Störung; BN = Bulimia nervosa; rAN = restriktive AN; bpAN = binge-eating-purging AN. (© Manfred M. Fichter, Prien am Chiemsee).

4.1 Soziokulturelle Faktoren

Anorektische und bulimische Essstörungen sind ohne Nahrungsüberfluss kaum denkbar. In Entwicklungsländern treten anorektische und bulimische Essstörungen, wenn überhaupt, nur in den oberen sozialen Schichten auf. In den Industrieländern herrscht durchweg Nahrungsüberfluss und ein Ideal körperlicher Schlankheit, das über die Medien verbreitet wird. Die Werbung suggeriert: Schlank ist schön! Schlank ist erfolgreich! Schlank ist liebenswert! Wenn du unzufrieden mit deinem Leben bist – werde schlanker! Besonders junge Frauen mit geringem Selbstvertrauen und niedrigem Selbstwertgefühl unterliegen dem Druck dieses Schlankheitsideals und fühlen sich genötigt, immer wieder zu fasten oder neue Diäten auszuprobieren.

Kultur. Über die Häufigkeit von Essstörungen in Schwarzafrika wissen wir so gut wie nichts. Die Geschichte hat mit der Verschleppung von Schwarzafrikanern nach Nordamerika ein fast wissenschaftlich anmutendes Experiment gemacht. Denn über die Häufigkeit von Essstörungen in den Vereinigten Staaten wissen wir eine Menge: Anorektische und bulimische Essstörungen sind dort insbesondere bei Weißen, Einwanderern aus Mittel- und Südamerika sowie bei Asiaten verbreitet, finden sich jedoch sehr selten bei Afroamerikanern. Auch auf der niederländischen Karibikinsel Curaçao gibt es anorektische und bulimische Essstörungen bei weißen, aber so gut wie gar nicht bei schwarzen Bewohnern.

Fasten und Diäten. Nahezu alle Mädchen oder jungen Frauen mit Magersucht oder Bulimie haben einmal eine Fastenkur oder eine Diät gemacht. In Deutschland und anderen Industrieländern propagieren Zeitschriften, Bücher und andere Medien laufend vielfältige Diäten. Kaum eine Frau in diesen Ländern hat nicht irgendwann in ihrem Leben die eine oder andere Diät versucht. Auch Männer machen Diäten, wenn auch nicht so häufig wie Frauen. Eine begrenzte Gewichtsabnahme kann dazu führen, dass man vermehrt Komplimente für sein Aussehen erhält. Es kann gute Gründe für eine Diät geben. Eine gesunde Diät hat einen Anfang und ein Ende sowie das Ziel, die Gesundheit zu verbessern. Und die meisten Menschen, die eine Diät durchführen, machen genau dies: Sie machen auf befristete Zeit eine Diät und essen anschließend wieder ganz normal.

Je einseitiger und drastischer eine Diät ist, für die es kaum einen oder gar keinen medizinischen Grund gibt, desto negativer können die Auswirkungen sein. Viele Menschen machen den Fehler, einseitige Diäten zu machen. Die radikalste Diät ist die «*Null-Diät*». Wenn wir nichts mehr essen und nur noch Flüssigkeit zu uns nehmen, ist der Gewichtsverlust in den ersten Tagen am größten (Ausscheidung von Wasser), aber in den folgenden Tagen immer geringer. Diese Beobachtung machen viele Menschen auch bei weniger strengen Diäten. Sie nehmen am Anfang ab, was sie ermutigt, die Diät beizubehalten, sind dann aber frustriert, dass es nicht so weitergeht und brechen die Diät ab, um irgendwann später eine neue Diät zu beginnen.

Schlankheitsideal. Wir nehmen die Luft, in der wir leben, nicht wahr. Sie ist selbstverständlich da. Genauso ist es mit dem in unserer Gesellschaft herrschenden Schlankheitsideal. Besonders in der Welt eines jungen Mädchens ist dieses Schlankheitsideal *ubiquitär* – überall. Alle Menschen sind diesem Schlankheitsideal ausgesetzt, aber die meisten Menschen entwickeln deswegen keine Essstörung. Es muss etwas anderes dazukommen. Was macht dieses andere aus?

Von den Aussagen des Essstörungs-Tests auf Seite 5 f. stammen fünf aus einer Bevölkerungsbefragung von Fairburn et al. [2005]. Sie fragen nach verschiedenen Verhaltensweisen und zugleich nach dem *Motiv* für dieses Verhalten (z. B. um abzunehmen sowie Figur und Gewicht zu beeinflussen). Das Zentrale ist die Erfragung des Motivs. So wird gefragt, ob jemand eine Diät gemacht hat, *um* dadurch eine schlankere Figur oder ein niedriges Gewicht *zu* erreichen. Wer keine Mandeln isst, weil er gegen Mandeln allergisch ist, müsste diese Frage verneinen; er macht keine Diät, um schlank zu sein. Wer hingegen Mandeln sehr gerne mag, sie aber nicht isst, weil sie viele Kalorien haben, muss diese Frage bejahen. Durch die Erfragung des Motivs für verschiedene Essverhaltensweisen wird das Risiko für die Entwicklung einer Essstörung festgestellt. Das Motiv abzunehmen, schlanker zu werden, an Gewicht zu verlieren, kann bewusst oder unbewusst sein.

Dahinterliegende Probleme. Hinter dem veränderten Essverhalten (Fasten, Diät) kann auch – und das ist sehr bedeutsam hier – ein anderes Problem liegen, das auf das Essverhalten verlagert wird. So mag ein junges Mädchen, das sich in einen gleichaltrigen Jungen verliebt und einige Male mit ihm ausgeht, sehr enttäuscht sein, wenn dieser sich einer anderen zuwendet. Sie könnte darüber traurig sein, die Trennung konstruktiv bearbeiten und sich sagen: «Er ist noch sehr unreif, nicht reif für das Eingehen einer Beziehung; es ist nicht, dass ich ihm nicht gefalle, sondern er muss sich noch seine Hörner abstoßen.» Ein anderer – nicht sinnvoller – Weg der Bewältigung wäre es, den Schmerz aufgrund der Zurückweisung durch eine Änderung des Essverhaltens im Sinne von Fasten und Diät auf ein anderes Thema zu lenken. Fasten und Diäten wären dann eine Form, die direkte Problembearbeitung zu vermeiden: «Wenn ich schlanker wäre, wäre alles in Ordnung und er hätte mich nicht verlassen.» Dabei verliert die Betreffende den Kontakt zur Realität. Sie macht sich etwas vor und glaubt, dass die Abwendung des anderen nur an ihrer Figur lag und nicht an anderen Dingen, auf die sie möglicherweise gar keinen Einfluss hatte.
Wann wird es heikel mit dem Fasten und Diätmachen? Wenn junge Mädchen am Familientisch offen darüber reden, schlanker sein zu wollen und ein paar fette Speisen auslassen, ist dies in unserer heutigen Gesellschaft als normal zu bezeichnen. Solange sich jene, die eine gemäßigte Diät machen, mit ihren Problemen und Ängsten mitteilen und diese offen verarbeiten, ist die Gefahr für eine Essstörung gering. Kritisch wird es, wenn sie sich zurückziehen oder alleine essen wollen und nicht mehr in Gesellschaft von anderen. Sehr kritisch wird es, wenn sie heimlich essen, dann haben sie etwas zu verbergen. Kritisch ist es auch, wenn ein sozialer Rückzug stattfindet, wenn andere Interessen (mit Freunden ausgehen, Kino, Tanzen gehen usw.) wegfallen und allenfalls der Leistungsehrgeiz für die Schule übrigbleibt.

Pleasing Disease. Kritisch ist es auch, wenn Menschen, die ein niedriges Selbstwertgefühl und eine geringe Selbstachtung haben, fasten oder Diät machen, um dadurch eine mutmaßlich gefälligere Figur zu entwickeln. Jane Fonda, seinerzeit selbst von einer Bulimia nervosa betroffen, bezeichnete diese Essstörungen als «Pleasing Disease». Gemeint ist damit, dass diese Menschen besonders versuchen, anderen zu gefallen, sei es durch ihr Verhalten, sei es durch ihr Aussehen. Sie wollen nicht anecken und sind extrem empfindlich gegenüber Kritik. Sie tun alles, um Harmonie zu bewahren. Sie widersprechen nicht, sie fragen nicht einmal, was sie tun sollen. Sie tun das, was sie *annehmen*, dass andere es von ihnen erwarten. Diese Menschen sind in hohem Maße gefährdet, eine Essstörung oder eine andere psychische Erkrankung zu bekommen. Typisch sind auch ein hoher Leistungsanspruch an sich selbst und Perfektionismus; beides verstärkt den Druck, den die Betroffene auf sich selbst ausübt – wenn es auch nur eine Diät ist.

«Tricks.» Das Risiko erhöht sich, wenn die im Diätkreislauf Gefangene zu «Tricks» greift wie selbst herbeigeführtes Erbrechen oder das Einnehmen von Abführmitteln, Entwässerungsmitteln, Schilddrüsenpräparaten oder Appetitzüglern. Dadurch wird das Essverhalten chaotischer und wenig überschaubar. Was nach außen normal wirkt, nämlich dass die Betroffene augenscheinlich ganz normale Portionen isst, kann in Wirklichkeit eine ausgeprägte Essstörung sein. Achten Sie darauf, ob es Anzeichen von Erbrechen gibt oder ob Appetitzügler, Entwässerungsmittel oder Schilddrüsenpräparate genommen werden. Konfrontieren Sie die Betroffene in sanfter, aber sehr klarer Art damit; nicht niederschmetternd, aber gemeinsam suchend nach der Wahrheit und den dahinter liegenden Problemen.

Susanne war ein stiller Mensch. Sie hatte gute Noten und eckte bei niemandem an. Niemals klagten Lehrer über sie, und sie hatte Freunde, die sie schätzten, weil sie gut zuhören konnte. Ihre Eltern lebten nach dem Motto: «Es braucht keine großen Worte, um sich mitzuteilen, dass man sich mag. Wenn es wirklich einmal so schlimm wird, dass man es nicht mehr aushält, wird man dies beiläufig erwähnen und der andere wird verstehen. Ein Blick genügt und sagt mehr als tausend Worte.» Beide Eltern hatten sich auf dem Zweiten Bildungsweg emporgearbeitet. Der Vater war bei einer Bank tätig. Die Mutter hatte vor Susannes Geburt drei Jahre als Ärztin gearbeitet, aber dann den Beruf für die Familie «geopfert». Susanne war die Älteste, nach ihr folgten noch zwei Jungen. Der Vater war ein uriger Typ, doch hatte er – so sagten die Freunde der Familie – einen Tick mit Bewegung und Fitness. Er lief Marathon, bis seine Knieknorpel nicht mehr mitmachten. Er ging stundenlang in den umliegenden Hügeln und Bergen wandern und nahm oft die Tochter mit.

Susanne wusste, dass man Großes von ihr erwartete, ohne dass dies je direkt ausgesprochen wurde. So äußerte sie auch den Wunsch, einen Schüleraustausch in die USA zu machen, was ihr auch ermöglicht wurde. Der Gastvater dort war das Gegenteil von ihrem Vater. Er wog 160 kg und konnte sich kaum bewegen. Susanne fühlte sich von der Gastfamilie eingeengt, die zwar einerseits sagte: «Du bist aus freien Stücken hier und kannst jederzeit gehen», ihr aber andererseits zu verstehen gab: «Solange du hier bist, läuft das Leben nach unseren Spielregeln.» Ihre zaghaft geäußerten Wünsche, manchmal auch für sich zu sein, mit einem nicht akzeptierten Jungen der Nachbarschaft auszugehen oder auch einmal allein ins Kino zu gehen, wurden ignoriert. Inzwischen war sie wie ihr leiblicher Vater zu stattlicher Größe herangewachsen und von einem Basketball-Coach in der Region entdeckt worden. Die Spiele, an denen sie daraufhin aktiv teilnahm und welche die Gastfamilie auch unterstützte, fachten ihren Leistungsehrgeiz an. Sie begann zu fasten und Diäten zu machen, um mit geringerem Gewicht noch höher springen zu können und noch beweglicher zu sein. Artikel über ihre sportlichen Erfolge standen in der Highschool-Zeitung und der lokalen Presse. Übersehen wurde dabei, dass Susanne sich innerlich zunehmend zurückzog, dass sie die Erfolge zwar einerseits genoss, aber dass ihre Augen immer matter wurden und sie immer mehr abnahm, bis sie die Magersuchtgrenze unterschritten hatte. Auch war sie zunehmend niedergeschlagen und hatte depressive Gedanken: «Was hat das Leben für einen Sinn? Warum soll ich überhaupt weiterleben? Was wäre, wenn ich nicht mehr leben würde?». Schließlich spitzte sich die Krise so zu, dass sie das Schüleraustauschjahr vorzeitig abbrechen musste, um in Deutschland mit der Diagnose Anorexia nervosa in eine Klinik aufgenommen zu werden.

Wo hätten Sie als Außenstehender eingreifen können? – Schwierig! Susanne war fern der Heimat, schien Erfolg zu haben, Einzelheiten über das Familienleben dort waren kaum bekannt, und sie hatte in ihrer Familie nicht gelernt, Dinge bereits dann anzusprechen, wenn sie noch kein großes Problem waren, bzw. Dinge beim Namen zu nennen, bevor sie ein Problem wurden. Da sie wenig über ihre Gefühle sprach – weder vor dem Auslandsaufenthalt noch in Briefen oder in Telefongesprächen, während sie im Ausland war –, gab es wenig Anhaltspunkte, wo sie innerlich stand. Ihrer Familie wäre spätestens nach Susannes Rückkehr nach Europa anzuraten, die Kommunikation zuhause direkter und offener zu gestalten und dabei selbst mit gutem Beispiel voranzugehen, wann immer es darum ginge, innere Spannungen zum Ausdruck zu bringen. Das bisherige Familienmotto: «Ich will wissen, wie es dir geht, ohne dass du es sagst», war nicht hilfreich. Kein Mensch kann wirklich wissen, was in einem anderen vorgeht, wenn dieser es nicht mitteilt. Für diese Familie wurde es spätestens mit Susannes Erkrankung wichtig zu lernen, offen und direkt miteinander zu sprechen und sich mitzuteilen, was man mag, was man will, was einen schmerzt, was einem wehtut.

4.2 Biologische Faktoren

Hypothalamus und Eiweiße. Unser Essverhalten wird vom Gehirn gesteuert. Im unteren Bereich des Gehirns, knapp über der Hirnanhangdrüse (Hypophyse) liegt der Hypothalamus, der über die Ausschüttung von Hormonen Hunger und Sättigung kontrolliert. Dieser Hirnbereich wird Hypothalamus genannt, weil er unter dem Thalamus liegt (griech. hypo = unter). Etwa in der Mitte des Hypothalamus befindet sich das «Sättigungszentrum», eher am Rand das «Esszentrum». Wird im Tierexperiment das Sättigungszentrum zerstört, hört das Tier nicht mehr auf zu fressen und wird stark übergewichtig. Bestimmte körpereigene Eiweißkörper steuern das Essverhalten und Gewicht. Einige dieser Eiweißkörper stimulieren die Nahrungszufuhr, zum Beispiel Beta-Endorphin, Dynorphin und das Neuropeptid-Y. Andere Eiweißkörper bewirken eine Verminderung der Nahrungszufuhr, zum Beispiel Cholezystokinin, Glykagon, Bombesin und Leptin. Auch kleinere Moleküle, wie die Botenstoffe Serotonin und Noradrenalin, haben Einfluss auf die Nahrungszufuhr: Serotonin vermindert die Nahrungszufuhr, Noradrenalin erhöht sie. Serotonin und Noradrenalin werden vom Körper aus Nahrungsbestandteilen (den Aminosäuren) gebildet und regulieren Stimmung und Befinden. Bei depressiven

Menschen sind Serotonin und Noradrenalin in den betreffenden Hirnarealen vermindert.

Regelkreis. Über die Jahrhunderttausende der Menschwerdung hat sich ein robuster Regelkreis für die Gewichtsregulierung gebildet. Eigentlich ist es erstaunlich, wie gut unser Körper in der Lage ist, sein Gewicht über Jahre und Jahrzehnte zu halten oder bei Abweichungen vom Sollgewicht gegenzusteuern. Der körpereigene Eiweißkörper *Leptin* spielt dabei eine wichtige Rolle. Durch Fasten und Diäten greifen wir in diesen Regelkreis ein. Die biologischen Mechanismen stellen fest, dass die Nahrungszufuhr gedrosselt wurde und regulieren gegen. Sie versuchen, den Körper auf «Sparflamme» zu schalten, so dass die aufgenommene Nahrung besser verwertet wird. So sinkt bei längerem Fasten oder Gewichtsabnahme durch Diät die im Blut enthaltene Menge des Schilddrüsenhormons Thyroxin. Dies zieht eine Verlangsamung des Stoffwechsels nach sich, so dass weniger Energie verbrannt wird.

Heißhunger. Durch Fasten und Diäten entsteht eine ganz normale Gegenreaktion: Hunger. Dieser kann sich bis zum Heißhunger steigern. Magersüchtige weichen absichtlich von ihrem Gewichtssollwert nach unten ab. Asketisch Magersüchtige, also jene, die nur durch stark eingeschränktes Essen abnehmen, haben anscheinend die Fähigkeit (Persönlichkeit, Willensstärke), eine angestrebte Gewichtsabnahme erfolgreich zu erreichen und ein niedriges Körpergewicht zu halten. Sehr vielen Menschen ist dies nicht möglich – sie machen Diäten und fasten, aber nehmen nicht dauerhaft ab, sondern werden mit der Zeit eher dicker.

Man geht heute davon aus, dass Persönlichkeitseigenschaften wie Perfektionismus, Genauigkeit oder Willensstärke beim Anstreben selbstgesetzter Ziele und die damit verbundene Hirnphysiologie zu einem beträchtlichen Teil erblich sind. Dies wird zurzeit in großen molekulargenetischen Untersuchungen intensiv beforscht. Ältere Untersuchungen bei eineiigen und zweieiigen Zwillingen haben gezeigt, dass eineiige – also erbgleiche – Zwillinge sehr viel häufiger gleichartig (konkordant) hinsichtlich des Auftretens von Magersucht sind. Hat ein eineiiger Zwilling eine Magersucht, ist die Wahrscheinlichkeit, dass der andere Zwilling auch Magersucht hat oder bekommt, relativ groß (ca. 60 %). Bei zweieiigen Zwillingen ist das Risiko des anderen Zwillings, auch Magersucht zu haben oder zu bekommen, kaum größer als bei normalen Geschwistern (6–10 %).

Serotonin. Bei anorektischen und bulimischen Essstörungen ist der Hirnstoffwechsel des Botenstoffes Serotonin verändert. Möglicherweise sind diese Veränderungen für eine Essstörung typisch, also ursächlich. Es ist aber auch nicht auszuschließen, dass diese beobachteten Veränderungen erst eine Folge der reduzierten Nahrungszufuhr sind. Die Botenstoffe Serotonin, Noradrenalin und Dopamin werden auch als biogene Monoamine bezeichnet. Die sogenannte «Monoaminhypothese von Essstörungen» nimmt an, dass Menschen mit einer entsprechenden Monoaminabnormität gefährdeter sind, eine Essstörung zu entwickeln, und Persönlichkeitszüge zeigen wie zum Beispiel Perfektionismus, die bei anorektischen und bulimischen Essstörungen häufig beobachtet werden. Bei Bulimia nervosa und bei der «Binge-Eating»-Störung können serotonerge Medikamente in begrenztem Maße helfen. Dies sind Medikamente, die das Serotonin in den relevanten Hirnarealen einer Essgestörten besser verfügbar machen. Bis heute gibt es jedoch kein Medikament, das bei

Magersucht direkt hilfreich ist – gegen diese Krankheit ist bis heute «kein Kraut gewachsen».

Hormonelle Veränderungen. Besonders bei Magersucht, aber auch bei Bulimia nervosa finden sich beträchtliche hormonelle Veränderungen. Vor zirka 80 Jahren nahm man in Deutschland an, dass Magersucht eine rein hormonelle Erkrankung sei, was sich aber als Irrtum erwies. Die wesentlichen hormonellen Veränderungen, die bei Magersucht (und in weniger ausgeprägter Form bei Bulimia nervosa) beobachtet werden, sind nicht Ursache, sondern Folge des veränderten Esssverhaltens und des erniedrigten Körpergewichts. Bei Magersucht arbeitet der Körper auf «Sparflamme» und schüttet weniger Sexualhormone aus. Dies führt dazu, dass die Monatsblutung ausbleibt. Das Untergewicht hat auch Einfluss auf das autonome Nervensystem, das Blutdruck, Herzrate, Darmtätigkeit und andere autonome, nicht willentliche Funktionen reguliert. Bei Magersucht ist der Tonus des Sympathikus verringert, was einen erniedrigten Blutdruck und eine erniedrigte Herzrate nach sich zieht.

Jo-Jo-Effekt. Inzwischen weiß man auch mehr über «Weight Cycling», den Kreislauf von Gewichtsabnahme und nachfolgender Gewichtszunahme (Jo-Jo-Effekt). In einer Reihe von Experimenten wurde dieser bei Tieren untersucht. Im Verlauf von mehreren Gewichtsabnahme- und -zunahmezyklen nahmen diese Tiere insgesamt nicht ab, sondern zu, sofern sie zwischendrin freien Zugang zur Nahrung hatten. Bedenkt man die Evolution der Tiere und des Menschen, so ist dies auch sehr sinnvoll. Nahrungsmangel war über die Jahrtausende für Tier und Mensch immer wieder ein großes Problem. Jene, die dafür genetisch nicht gut ausgestattet waren, die «schlechten Futterverwerter», starben zu Zeiten der Hungersnot. Es überlebten jene, die in der Lage waren, in guten Zeiten Fett anzusetzen und dieses in schlechten Zeiten zu nutzen. Ein Beispiel dafür sind die heutigen Pimo-Indianer im Süden Nordamerikas und in Mexiko. Unter den üppigeren Bedingungen in Nordamerika setzten sie aufgrund ihrer genetischen Veranlagung sehr schnell Fett an und bekamen Diabetes. Ihre Stammesbrüder im kargeren Mexiko blieben dagegen schlank.

Eine gesunde Diät ist ausgewogen und enthält ausreichende Mengen der Hauptnährstoffe (Eiweiß, Kohlehydrate, Fett), Vitamine und Mineralstoffe. Bei einseitigen Diäten oder dem, was Menschen mit anorektischen und bulimischen Essstörungen meist zu sich nehmen, wird selektiv gegessen: Nahrung, die viele Kalorien hat, wird gemieden. So kann es «verbotene» Speisen geben, die man besonders mag, aber sich nicht gönnt, weil sie besonders kalorienhaltig sind («Niemals esse ich mein Lieblingseis»). Diäten mit niedrigem Kohlehydratanteil führen – wie wissenschaftliche Studien zeigten – zu verstärkten depressiven Symptomen.

4.3 Persönliche Faktoren und Belastungen

Typischerweise beginnen anorektische und bulimische Essstörungen in der Jugend, also vor, während oder nach der Pubertät. In dieser Zeit finden zahlreiche hormonelle Veränderungen und Wachstumsschübe statt. Es ist eine Zeit der körperlichen, geistigen und seelischen Umstellung, der Übergang von der Kindheit in das Erwachsenenalter. Man ist weder Kind noch Erwachsener, sondern irgendwo dazwischen.

Neue Anforderungen. Jugendliche werden mit neuen Anforderungen konfrontiert, zum Beispiel Leistungserwartungen hinsichtlich Ausbildung und Beruf, Beziehungsfähigkeit mit Gleichaltrigen, der Entwicklung von Vertrauen und der Entwicklung der inneren Reife zur späteren Übernahme der Rolle als Erwachsener. Die neuen Verantwortungen und Pflichten bringen neue Möglichkeiten mit sich, aber bergen auch das Risiko, daran zu scheitern. In der Jugendzeit müssen wir zunehmend selbst die Verantwortung für unser Handeln übernehmen. Die Magersucht bietet eine Möglichkeit zur Rückkehr (Regression) in die Kindheit, weil dadurch die Übernahme von Verantwortung und Pflichten teilweise vermieden werden kann. Das Weltbild der Magersüchtigen ist schlicht: «Was zählt, ist, was ich wiege, und das hängt allein davon ab, wie viel ich esse, wie viel ich mich bewege, wie viele Kalorien ich zuführe und wie viele ich verbrenne.» In dieser überschaubaren «Magersuchtwelt» kann man über die Einhaltung selbstgesetzter Ziele die Kontrolle über sich und die (Ess-)Umwelt erreichen. Und indem man sich seine Kontrolle beweist, verbessert sich das Selbstwertgefühl.

Mädchen, deren erste Regelblutungen (Menarche) sehr früh einsetzen, werden früher mit der Welt der Erwachsenen konfrontiert. Die körperlichen Veränderungen bei Mädchen finden ohnehin früher statt als bei Jungen, und sie werden früher mit Themen wie Verantwortung, Leistung, Sexualität und Beziehungsfähigkeit konfrontiert. Dies ist vermutlich ein wesentlicher Grund, warum Mädchen mit früh eintretender Menarche ein erhöhtes Risiko haben, eine Essstörung zu entwickeln.

Sexueller Missbrauch. Über den Zusammenhang zwischen psychischem und physischem oder sexuellem Missbrauch einerseits und anorektischen oder bulimischen Essstörungen andererseits wurde viel geschrieben. Sexueller Missbrauch in der Vorgeschichte findet sich vor allem bei Essgestörten mit ausgeprägten Selbstverletzungstendenzen. Grundsätzlich haben Mädchen oder Frauen mit einer anorektischen oder bulimischen Essstörung häufiger sexuellen Missbrauch erlebt als gesunde Mädchen oder Frauen. Allerdings ist eine Vorgeschichte mit sexuellem Missbrauch bei Patientinnen mit einer anorektischen oder bulimischen Essstörung nicht häufiger als bei Patientinnen mit anderen psychischen Erkrankungen.

Der Dichter Franz Kafka kannte sich mit anorektischen Essstörungen gut aus. Eine seiner längeren Kurzgeschichten heißt «Ein Hungerkünstler». Wie es zu Zeiten, als es noch kein Fernsehen gab, nicht unüblich war, stellte sich ein hungernder Mann auf einem Jahrmarkt zur Schau. Er war in einem Käfig eingesperrt, und es wurde kontrolliert, dass ihm kein Essen zugesteckt wurde. Kafka beschreibt die Gedanken des Hungerkünstlers. Im Text kommen zwei sehr interessante Stellen vor: Eine, in welcher der Hungerkünstler darüber nachdenkt, *wie gut es ist, dass niemand von den Gaffern weiß, wie leicht es ist, einfach zu fasten, über den ersten Punkt des Hungers hinaus zu fasten.* Die zweite Äußerung stammt vom Dichter selbst: *Der Hungerkünstler «fand die Speise nicht, die er suchte».* So geht es auch all jenen, die fasten oder Diät machen, nicht wissend, was sie da eigentlich suchen, was eigentlich ihr Problem ist, was das Eigentliche ist.

4.4 Körperliche Folgen und Komplikationen

Eine Magersucht oder Bulimia nervosa bleibt nicht ohne mehr oder weniger schädliche Auswirkungen auf den Körper. Die meisten dieser Folgen bilden sich mit der Genesung wieder zurück. Einige Schäden bleiben jedoch bestehen oder können sogar zum Tod führen. Tabelle 3 gibt eine Übersicht über körperliche Befunde bei anorektischen und bulimischen Essstörungen. Hervorzuheben ist das Risiko von *Osteoporose*, d.h. einer verminderten Einlagerung von Kalzium in die Knochen. Je weniger Kalzium eingelagert ist, desto poröser und brüchiger wird der Knochen. Im Jugendalter, in dem die Essstörung meistens beginnt, wird zunehmend Kalzium in die Knochen eingelagert. Eine Magersucht und in geringerem Grade auch eine Bulimia nervosa verringern den Knochenaufbau in der Wachstumszeit. Dadurch kann das Risiko für Knochenbrüche bei einer 22-jährigen Magersüchtigen so groß sein wie sonst bei einer 85-jährigen Frau. Medikamentös kann Osteoporose bei anorektischen oder bulimischen Essstörungen so gut wie gar nicht behoben werden, solange die Betroffenen kein normales Gewicht erreicht und hält.

Andere körperliche Folgen, wie das Auftreten von «Hamsterbacken» nach häufigen Heißhungerattacken und Erbrechen, können zwar kosmetisch entstellend sein, sind aber medizinisch nicht bedrohlich. Wenn Heißhungerattacken und Erbrechen aufhören, bilden sich diese Schwellungen der Speicheldrüsen im Laufe vieler Monate allmählich etwas zurück. Langjähriges Erbrechen führt auch zu Störungen der Blutsalze (Elektrolyte) im Körper: Es kommt zu einem Mangel an Kalium und Chlorid im Blut. Chronische Elektrolytstörungen stellen ein erhebliches Risiko dar für das spätere Auftreten von Herzrhythmusstörungen und von Nierenversagen. Regelmäßige Elektrolytkontrollen des Blutes sowie nötigenfalls die Einnahme von Kaliumtabletten sind angezeigt. Besser ist es natürlich, die Essstörung ganz hinter sich zu lassen.

4.5 Fehlendes Krankheitsgefühl und Ambivalenz

Das Tückische an anorektischen und bulimischen Essstörungen ist, dass die Betroffenen kaum ein Krankheitsgefühl haben. Dadurch gehen sie unkalkulierbare Risiken ein – ähnlich wie ein Flugzeug, das ohne Höhenmesser über die Alpen fliegt und jederzeit an einem in den Wolken verhüllten Berg zerschellen kann. Da sie sich nicht krank fühlen, suchen die Betroffenen nicht früh genug Hilfe auf oder brechen eine Behandlung bald wieder ab. Da sie sich keine Sorgen machen, sehen sie auch keine Veranlassung, ihre Eltern, Freunde, Lehrer, Ärzte und Therapeuten wegen der Essstörungssymptome anzusprechen. Hat man sie schließlich motiviert, therapeutische Hilfe anzunehmen, bleiben sie die meiste Zeit ambivalent gegenüber dem Sinn und Zweck der Therapie. Sie sind hin- und hergerissen: Einerseits möchten sie sich schon stärker entfalten, ihre Gefühle besser ausdrücken können und lernen, Worte für ihr Befinden zu finden. Andererseits haben sie Angst vor der Ungewissheit, die Veränderungen mit sich bringen. Die Krankheit gibt ihnen etwas, solange sie daran festhalten: Sie stärkt vorübergehend ihr Selbstwertgefühl, auch wenn sie das Selbstwertgefühl langfristig immer mehr schwächt.

Tab. 3. Übersicht über körperliche Befunde bei anorektischen und bulimischen Essstörungen

		Symptome, körperlicher Befund	Bedeutung
«Purging»-Verhalten	Erbrechen	Elektrolytstörungen	kann tödliche Folgen haben
		Herzrhythmusstörungen	kann zu Herztod führen
		Nierenversagen	bildet sich nicht zurück
		Erhöhung der Amylase im Blut, eines Enzyms der (Bauch-)Speicheldrüse	
		Alkalose (Blut zu basisch) mit erhöhtem Bi-Karbonat im Blutserum	komplexe Folgen für die Gesundheit
		Zahnschäden	erhöhtes Kariesrisiko
		Schwellung der Speicheldrüsen	«Hamsterbacken»
	Abführmittel	Azidose (Blut zu sauer)	komplexe Folgen für die Gesundheit
Untergewicht		Hirnschrumpfung	bildet sich (teilweise) zurück bei Normalgewicht
		Osteoporose	erhöhte Gefahr von Knochenbrüchen
		Cholesterin im Blut erhöht	–
		Karotin im Blut erhöht	–
		Verminderung des Energieverbrauchs	zugeführte Nahrung wird besser verwertet
		Phosphat im Blut vermindert	–
		Zink im Blut vermindert	ggf. Zink supplementieren
		Erhöhte Leberenzyme GOT, GPT, Gamma-GT	–
		Verminderung der Zahl der weißen Blutkörperchen	schlechtere Krankheitsabwehr
		Verminderung der Zahl der roten Blutkörperchen (Anämie)	geringerer Sauerstoffgehalt im Blut, Müdigkeit
		Verminderung der Zahl der Blutplättchen	schlechtere Blutgerinnung, Wunden heilen schlechter
		Hormonelle Veränderungen – Schilddrüsenhormon T3 vermindert	Sparschaltung des Körpers
		– Kortisolausscheidung erhöht	
		– Hypothalamus-Hypophysen-Gonaden-Achse (Sexualhormonhaushalt) vermindert	sexuelle Libido liegt brach

5 Essstörungen in unterschiedlichen Familien

Der Hausarzt, andere medizinische Einrichtungen, Lehrer, Gleichaltrige, aber vor allem Freunde und Familie haben Einfluss auf die Betroffene. Die Betroffene ihrerseits hat Einfluss auf jene. Auch die Medien beeinflussen das Körper- und Fitnessideal (Abb. 6). In Abschnitt 2.5 war bereits von Persönlichkeitsstörungen die Rede, die bei manchen Betroffenen zu finden sind; auch besonders ausgeprägte Eigenschaften, sogenannte «Persönlichkeitsakzentuierungen» können den Verlauf einer Essstörung beeinflussen. Sowohl Betroffene als auch Personen in ihrem Umfeld können selbstbezogen (narzisstisch), weisungsorientiert, selbstunsicher, autoritär, Konflikt vermeidend sein oder Schwierigkeiten haben, sich mitzuteilen. Solche Eigenschaften können auch eine ganze Familie prägen. Eine Familie kann aus unter-

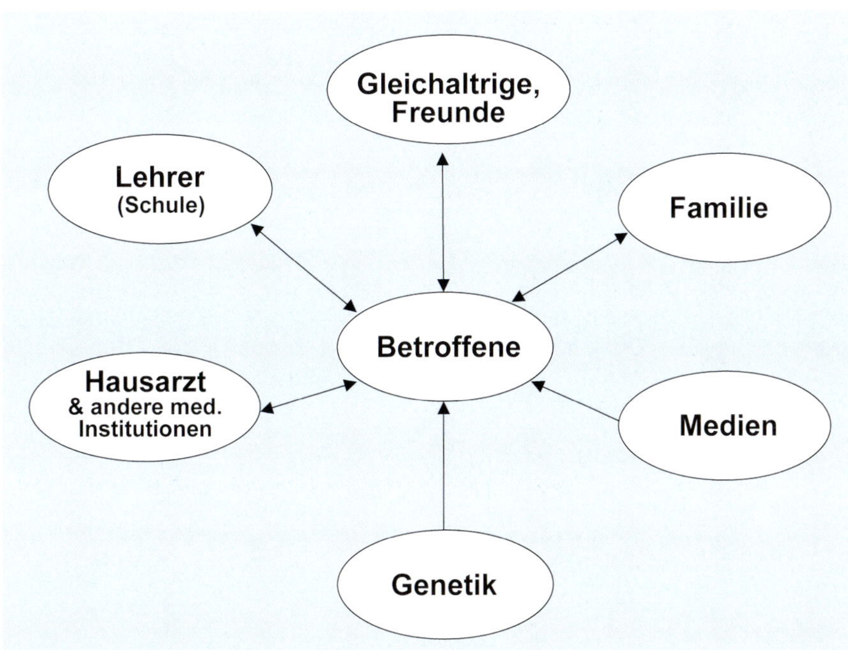

Abb. 6. Die Betroffene und ihr soziales Umfeld.

schiedlichen Persönlichkeiten bestehen, und dies ist sicher nicht ohne Einfluss auf die Betroffene. Das gilt umso mehr, wenn diese noch relativ jung ist, verliert sich aber auch später nicht ganz. Deshalb richtet sich dieses Buch nicht nur an Betroffene, sondern auch an die Menschen in ihrem Umfeld: die Familie, die Freunde und die Lehrer. Wenn die Therapie mit einer Patientin stagniert und der bisherige Ansatz nicht weiterführt, ist es üblich, sich an das soziale Umfeld zu wenden, um von dort neue Impulse in die Therapie einfließen zu lassen. Dies ist eine «goldene Regel» in der Therapie von anorektisch und bulimisch Essgestörten.

Es gibt nicht *die* Essstörungsfamilie

Jeder Mensch ist anders, jeder Mensch ist ein komplexes Wesen. Eine Familie ist noch viel komplexer. Versuche von Wissenschaftlern, Familien in einfache Typen einzuteilen, sind deshalb nur von begrenztem Erfolg. Jede Familie ist anders. Keine gleicht der anderen. Es gibt nicht *die* Essstörungsfamilie!

Um mit der Komplexität der Welt besser umgehen zu können, versuchen wir dennoch, ein paar Familientypen zu beschreiben. Bei diesen Typen handelt es sich um Prototypen. Es sind Abstraktionen von Familien. Keine Familie ist genau so wie der beschriebene Typ. Familien sind sehr unterschiedlich. Dennoch können die Prototypen uns helfen, eine Zuordnung zu eher dem einen oder anderen Typ Familie vorzunehmen. Für den Umgang mit einem essgestörten Familienmitglied ist es hilfreich zu wissen, welchem Familientyp man am ehesten ähnelt, weil daraus unterschiedliche Konsequenzen für das Verhalten aller erwachsen. Auch für die Therapie spielt es eine Rolle.

Eine Familie, die sehr gehemmt ist, Gefühle auszudrücken, wird man ermutigen, Emotionen klarer zum Ausdruck zu bringen. Die wirksamste Form des Ausdrucks ist das Wort mit der dazugehörigen Stimme, Mimik und Gestik. Einer Familie, in der die Eltern ihrem Kind bisher keine Grenzen gesetzt haben, sondern alles zulassen, weil sie es nicht einengen wollen, könnte man nahelegen, deutlicher zu sagen, was erwünscht ist und was nicht. Das lässt dem Kind oder der Jugendlichen immer noch die Möglichkeit zu entscheiden, ob sie die Grenzen überschreitet oder nicht. Sicher gibt es auch Grenzen, wo die Eltern nicht aufrichtig wären, wenn sie sagen würden: «Du darfst alles tun, was du willst.» So werden sie bestimmt nicht wollen, dass ihr Kind mordet. In einigen Familien wird dem Kind alles erlaubt. Alles dreht sich um das Kind. In der Annahme, es sei gut für das Kind, werden ihm keine Grenzen gesetzt. Dieses Kind wird sich später schwer tun. Es ist wichtig für ein Kind, Grenzen zu erfahren und zu erleben. Ein grenzenloses Leben gibt es nicht. In diesem Kapitel beschreiben wir fünf Familientypen: 1. die autoritäre Familie, 2. die emotional überengagierte, verstrickte Familie, 3. die leistungsorientierte Familie, 4. die Konflikt vermeidende Familie und 5. die inkonsequente, chaotische Familie. Natürlich gibt es auch Mischungen dieser Typen.

5.1 Die autoritäre Familie

In der autoritären Familie gibt es feste Hierarchien, strenge Regeln und eine klare Ordnung. Das Familienleben muss sich diesen Regeln, Geboten und Hierarchien unterordnen. Richtschnur ist nicht, dass sich jedes Familienmitglied wohlfühlen soll. In der autoritären Familie gilt, was diejenigen sagen, die in der Hierarchie oben stehen; dies gilt sogar dann, wenn diejenigen, die in der Familienhierarchie weiter unten stehen, in der Sache Recht hätten. Es geht nach dem Motto der Seefahrt: Regel 1: Der Kapitän hat immer Recht. Regel 2: Sollte er einmal nicht Recht haben, gilt Regel 1. Die autoritäre Familie verlangt Zucht, Ordnung und bedingungslosen Gehorsam, ohne zu hinterfragen, ob die Ziele des Übergeordneten sinnvoll sind. Oft ist der Vater oder der älteste Bruder das Oberhaupt, ohne dessen Einverständnis nichts Wichtiges passieren darf. Diese Familienstruktur war in Europa über Jahrhunderte weit verbreitet. Seit den beiden verlorenen Weltkriegen gilt sie als «out», das heißt aber nicht, dass es sie nicht doch noch gibt. Allerdings wird der gesamtgesellschaftliche Einfluss dieses Familientypus mit dem allmählichen Aussterben der Großfamilie geringer.

In einer Zeit, in der ein großer Teil der Bevölkerung andere Werte höher stellt als Autorität, liegt es besonders nahe, dass Söhne und Töchter in autoritären Familien rebellieren. Sie sehen, dass ihre Freunde und Freundinnen mehr Freiheiten haben und wollen diese auch für sich. «Rebellen», die nicht gelernt haben, ihre Wünschen und Bedürfnisse in Worten auszudrücken, sind gefährdet, eine Essstörung zu entwickeln. Wer nicht direkt zeigen kann, dass er unter Druck steht oder in Not ist, muss es indirekt tun. Die Magersucht ist eine Möglichkeit zu zeigen, dass man selbst nicht gedeihen kann unter dem einengenden Druck und der Bevormundung in einer Familie. Nahrungsverweigerung kann autoritäre Machtverhältnissee in der Familie sprengen.

Was tun? Wem steht es schon zu zu entscheiden, ob eine autoritäre oder eine leistungsorientierte Familie wertvoller ist. Werte ändern sich. Sie ändern sich mit den gesellschaftlichen Notwendigkeiten und Bedingungen. In einer autoritären Familie sollte es letztlich nicht darum gehen, ob ein autoritärer Vater oder eine unbeugsame Magersüchtige ihren Kopf durchsetzt. Das Zauberwort heißt vielmehr gegenseitiges Verständnis. Das bedeutet, offen sein für den anderen, sich in den anderen hineindenken, hineinfühlen und für den individuellen Fall eine Lösung suchen. Alle in der Familie sind hier gefragt.

5.2 Die emotional überengagierte, verstrickte Familie

Die emotional überengagierte, verstrickte Familie kann auch als Untertyp der inkonsequenten, chaotischen Familie gesehen werden (siehe Abschnitt 5.5). Typisch für diesen Familientyp sind emotionale Verstrickungen innerhalb der Familie sowie emotionales Überengagement. Sowohl in Deutschland als auch in den meisten anderen Ländern übernehmen in der Regel die Mütter den Hauptteil der Kindererziehung. Aus diesem Grund sind Verstrickungen und emotionales Überengagement wahrscheinlich auch häufiger bei Müttern zu finden als bei Vätern. In Familien bildet sich in der Regel eine gewisse Rollenteilung heraus. Selbst bei eineiigen Zwillingen mit demselben Erbgut übernimmt meist einer der Zwillinge eher die «Außenvertretung» und der andere die «Innenvertretung». In Familien mit emotionalem Überengagement ist nicht jeder gleichermaßen überengagiert. Wenn die Mutter sich emotional übermäßig engagiert, wird der Vater wahrscheinlich dazu tendieren, ihr dieses Feld zu überlassen, und sich anderweitig engagieren, zum Beispiel im Beruf. Manchmal hat der Vater auch einen Beruf, der es mit sich bringt, dass er selten zu Hause ist. Dadurch ist er nicht da, wenn es «brennt», so dass die Familie aufgehört hat, im Krisenfall auf ihn zu bauen und zu zählen. Im Extremfall lebt der Vater nicht mehr. So wie im Fall von Johannes.

Johannes Vater kam bei einem Lawinenunglück ums Leben, als Johannes sechs Jahre alt war. Die Mutter, Lehrerin von Beruf, wandte sich in den folgenden Jahren umso mehr ihrem einzigen Sohn zu. In ihrer Erinnerung stellten Mutter und Sohn den Vater «auf einen Sockel», wo er sie weit überragte. Ein so überragender Vater, bis zu seinem Tode als Wissenschaftler tätig, ist kein gutes Identifikationsobjekt. Er war ein Übervater, den Johannes nie würde erreichen können. Johannes wurde von der Mutter verwöhnt. Zwar war sie eine gute Lehrerin, aber bei Johannes war sie inkonsequent. Sie ließ ihn gewähren, setzte ihm keine Grenzen und verwöhnte ihn. Als er in die Pubertät kam, wurde Johannes zunehmend schüchtern und zog sich von Gleichaltrigen zurück. Umso mehr kümmerte sich seine Mutter um ihn und las ihm jeden Wunsch von den Augen ab. Sie meinte auch seine Gefühle besser zu kennen als er, und er ließ es geschehen. Sie sagte ihm, wann er Hunger hatte, wann er satt war, wann er müde war und wann er Schulaufgaben machen sollte. Johannes fand keinen Weg, seinen wirklichen Wünschen und Bedürfnissen Ausdruck zu verleihen und passte sich an. Mit etwas weniger als 15 Jahren begann er zu fasten, Kalorien zu zählen und sich beim Essen insgesamt zurückzuhalten. Möglicherweise wollte er auch tugendhaft erscheinen, wie man es oft seinem Vater nachsagte. Der knappe Raum, der für ihn durch das emotionale Überengagement der Mutter zu eng wurde, trug mit dazu bei, dass sich – auch wenn dies bei Männern nicht so häufig vorkommt – eine anorektische Essstörung entwickelte.

Känguru-Modell. Janet Treasure, eine Schülerin von Gerald Russell, der das Geleitwort zu diesem Buch geschrieben hat, entwickelte in London für diesen Familientyp das «Känguru-Modell» (Abb. 7). Normalerweise tragen Kängurumütter ihre Jungen in ihrem Beutel, bis sie alt genug sind, selbst zu laufen und die Umwelt zu erkunden. Im Übergangsstadium erkundet das kleine Känguru die Umwelt jeweils nur kurz und kehrt dann schnell wieder in den Beutel der Mutter zurück, wo es Schutz, Wärme und Geborgenheit findet. Was ist, wenn das kleine Känguru diesen Schutz und diese Geborgenheit nicht verlassen will? Was, wenn die überbesorgte Kängurumutter ihr Kleines kaum herauslässt und es auch dann noch in ihrem Beutel trägt, wenn es die Umwelt längst allein erkunden sollte? Es gibt ein Maß, das stimmt. Es gibt ein Zuwenig und ein Zuviel. Wird das kleine Känguru zu früh mit der Umwelt konfrontiert und darf nicht mehr in den Beutel der Mutter, so wird es großen Gefahren ausgesetzt: ein Zu-

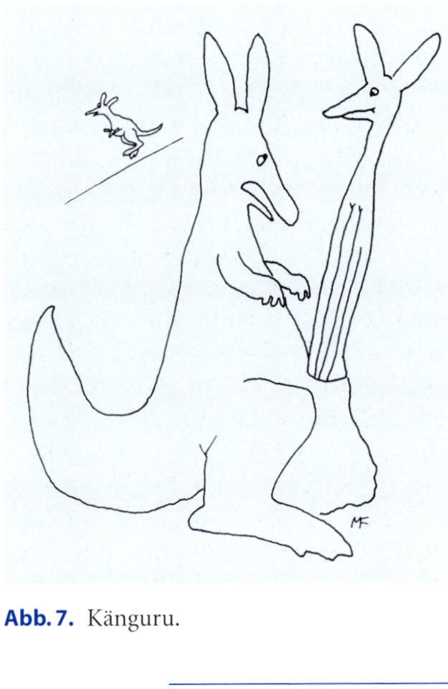

Abb. 7. Känguru.

viel an Risiko und Gefahr. Behält die Kängurumutter ihr Junges zu lange im Beutel, verhindert sie, dass das Kleine in einer wichtigen Zeit seiner Entwicklung die Umwelt genügend kennenlernt und sich mit ihren Risiken und Gefahren unter der schützenden Obhut der Mutter vertraut machen kann.

Emotionales Überengagement kann mit positiven Gefühlen gegenüber dem eigenen Kind verbunden sein, dann gleichen sich Überengagement und positive Gefühle ein Stück weit aus. Emotionales Überengagement kann aber auch mit Gefühlskälte verbunden sein. Dies bezeichnet man als die Konstellation der «gefühllosen Kontrolle» [Parker, 1983], die sich sehr ungünstig auf die Entwicklung des Kindes auswirken kann.

«Expressed Emotion». Etwa gleichzeitig mit Parkers Arbeiten zur «gefühllosen Kontrolle» wurde in London die Theorie der «Expressed Emotion» entwickelt. Von einem hohen Ausmaß an «Expressed Emotion» spricht man, wenn einer oder mehrere Angehörige häufig nörgelnd auf einem Familienmitglied herumhacken oder dieses kritisieren. Oft ist dies verbunden mit emotionalem Überengagement. Untersuchungen bei depressiven sowie essgestörten Patienten konnten zeigen, dass ständige nörgelnde Kritik durch Angehörige das Selbstvertrauen verringert und den Krankheitsverlauf ungünstig beeinflusst. Angehörige, die dieses Verhalten bei sich erkennen, sollten versuchen, weniger nörgelnde Kritik zu üben und lieber neutrale Rückmeldungen zu geben und mehr Wertschätzung gegenüber der Betroffenen auszudrücken.

Elvira war kein erwünschtes Kind. Ihr Vater war als Handelsvertreter viel auf Achse. Die Mutter fühlte sich mit zwei Kindern bereits an der Grenze ihrer Belastbarkeit, als sie mit Elvira schwanger war, aber der kaum je anwesende Vater wünschte sich viele Kinder. Elviras Mutter fühlte sich von ihrem Mann im Stich gelassen. Eine Abtreibung war erwogen worden, doch die Schwangerschaft war schon zu fortgeschritten, so dass es nicht dazu kam. Elvira wuchs heran. Sie sah ihren Vater selten, und wenn er einmal da war, war er mit Fischen und anderen Hobbys beschäftigt. Zwar wollte er gern Vater vieler Kinder sein, doch wusste er mit Kindern nicht recht etwas anzufangen. Somit war Elviras Vater auch emotional für sie nicht präsent. Mutter und Vater hatten sich im Laufe der Jahre auseinandergelebt. Wenn der Vater da war, versorgte die Mutter den Haushalt genauso, wie wenn er nicht da war. Er selbst spürte, wie überflüssig er im Haus war, und ging zum Fischen oder ins Wirtshaus.

Die beiden älteren Kinder verließen jeweils mit 18 Jahren nach der Mittleren Reife das Elternhaus und gingen zur Bundeswehr. Die Mutter war nun entgegen ihrem Willen die meiste Zeit mit ihrer von Beginn an nicht erwünschten Tochter allein zu Hause. Hätte man die Mutter damals gefragt, ob sie Elvira ihre Ablehnung spüren lasse, hätte sie das verneint. Selbst Elvira hätte es mit 16 Jahren geleugnet, aber es zeigte sich im Verhalten ihrer Mutter: Sie sprach zu ihr in barschem Ton. Sie kommandierte sie herum. Sie ließ es nicht gelten, wenn Elvira sagte, sie sei zu müde, um Schulaufgaben zu machen, oder noch nicht müde genug, um ins Bett zu gehen. Die Mutter war sehr streng mit Elvira, viel strenger als mit ihren Söhnen. Elviras Mutter meinte, die Bedürfnisse und Gefühle ihrer Tochter besser zu kennen als Elvira selbst. Sie schrieb ihr vor, was sie zu fühlen habe, was es Elvira schwer machte, eigene Bedürfnisse und Gefühle wahrzunehmen und als Richtschnur für ihr Handeln zu verwenden. Kurz: Die Mutter bevormundete Elvira.

In dieser Lebenssituation, «verlassen von Söhnen und Mann» und ohne Freunde und Freundinnen, wandte sich die Mutter verstärkt Elvira zu, auch wenn es auf eine unterkühlte Weise war. Für Elvira wurde es immer enger. Sie fand keine Orientierung in ihrem Leben und ertrug das Herumkommandieren ihrer Mutter, ohne dagegen aufzubegehren. Schließlich fand sie ihre «Lösung» in einer anorektischen Essstörung, bei der sie zunehmend auch bulimische Symptome entwickelte und sich exzessiv erbrach. Dies wurde ihr einziges Regulativ. Die Mutter ignorierte Elviras Verhalten, auch wenn es kaum zu übersehen war, und leugnete es lange vor sich, der Familie und den Menschen «draußen». Schließlich war die Essstörung jedoch so stark, dass Elvira in eine Klinik zur Therapie aufgenommen werden musste. Es folgte ein langer Weg des «Leidens».

Mit 18 Jahren, im selben Alter, in dem bereits ihre Brüder die Mutter verlassen hatten, heiratete Elvira und zog zu ihrem Mann. Dies ist wohl als Ausbruchsversuch aus der beengten, bevormundeten Situation mit der Mutter zu werten. Elviras Ehemann hatte jedoch eine ausgeprägte Angstneurose. Die beiden lebten zusammen wie «der Blinde und der Lahme». Sie ergänzten sich und waren beide hilflos ohne den anderen. Die Mutter schätzte den Schwiegersohn nicht nur, sie liebte ihn wie einen eigenen Sohn. Die beiden verstanden sich hervorragend. Elvira und ihr Mann hatten sich hingegen wenig zu sagen. Eines Tages starb Elviras Vater unerwartet an einem Herzinfarkt. In der Folgezeit kam es zu einer extremen Verstrickung zwischen Elvira, ihrer Mutter und ihrem Ehemann. Die Knoten dieser Verstrickung waren trotz mehrerer stationärer Behandlungen nicht lösbar. Einmal konnte Elviras Leben im Rahmen einer routinemäßigen Nachuntersuchung noch durch schnelle Gabe von Kalorien gerettet werden. Anderthalb Jahre später, Elvira war 24 Jahre alt, verließ ihr Ehemann morgens die Wohnung, um zur Arbeit zu gehen, kam abends zurück und fand sie noch immer im Bett – tot. Sowohl Elviras Mutter als auch ihr Ehemann waren emotional überengagiert. Alle drei waren, besonders nach dem Tod des Vaters, unentwirrbar miteinander verstrickt.

Auch bei diesem Familientyp sind Leugnung, mangelnde Grenzensetzung und Inkonsequenz zu finden. Hinzu kommen das emotionale Überengagement mindestens eines Familienmitglieds und die sich daraus ergebenden Verstrickungen.

Was tun? Beim Lösen von familiären *Verstrickungen*, die zu einer starken Einengung des Kindes führen, ist ein klares Vorgehen notwendig:

- Keiner ist schuld daran, dass es so gekommen ist; alles ist verstehbar aus der Entwicklungsgeschichte jedes einzelnen. Schuldzuschreibungen oder verfrühte «Parentektomie» sind keine Lösungen. Alexander der Große «löste» den Gordischen Knoten, indem er ihn zerschlug. Bei menschlichen Verstrickungen ist dies kein

Weg. Hier gilt es, die Stricke einen nach dem anderen behutsam zu entwirren. Dies ist ein mühsames Unterfangen, besonders für die Familienangehörigen.

- Für die Familienmitglieder lohnt es sich, Verstrickungen nicht zu leugnen oder zu übergehen. Besser ist es, sich den Herausforderungen Schritt für Schritt zu stellen. In Elviras Fall hätten alle Beteiligten Hilfe gebraucht: der Vater, um trotz seiner beruflichen Abwesenheit und Belastung Eingang in die Familie und Zugang zu seinen Kindern und seiner Frau zu finden; Elviras Mutter, um nicht so viel mit ihr allein zu Hause zu sein (z. B. wenn die Ehe besser gewesen wäre); die Eltern zusammen, die gut daran getan hätten, einen Freundeskreis aufzubauen; Elvira, um als Jugendliche mehr Kontakt zu Gleichaltrigen zu suchen und Freunde zu gewinnen. Es wäre gut für sie gewesen, mutig aus ihrer überangepassten Haltung herauszutreten und ihre Interessen stärker zu behaupten, ihren eigenen Bedürfnissen, Wahrnehmungen und Gefühlen zu vertrauen und sich von außen nicht so sehr einengen zu lassen. Später dann hätte Elviras Ehemann dazu beitragen können, die Verstrickungen zu entflechten, indem er etwas gegen seine Angsterkrankung unternommen und therapeutische Hilfe gesucht hätte.

5.3 Die leistungsorientierte Familie

In Familien mit hohen Leistungserwartungen gibt es meist auch Personen, die durch eigene Anstrengung, Verzicht und vielleicht ein bisschen Glück tatsächlich Herausragendes geleistet haben. In solchen Familien herrscht eine Ideologie, die besagt: «Leistung ist das, was zählt.» In leistungsorientierten Familien kann Außerordentliches erbracht worden sein, berühmte Beispiele sind die Familie von John F. Kennedy oder die Familie von Thomas Mann. In manchen Familien besteht die Erwartung, dass die nächste Generation immer noch mehr erbringt als die derzeitige. Der Wert eines Menschen wird an seinen Leistungen gemessen. Je mehr ein Familienmitglied leistet, desto höher ist sein Wert. Die Kinder in der leistungsorientierten Familie werden zwar geliebt, aber unter dem Vorbehalt, dass sie Großes leisten, nicht um ihrer selbst willen. Geliebt wird, überspitzt gesagt, letztlich die Leistung und nicht das Kind selbst. Viele Kinder in leistungsorientierten Familien wollen in ihrem Leben und in der Familie, die sie gründen, gerne hervorragende Leistungen erbringen; sogar auf Kosten ihrer selbst, ihrer Familie und ihrer Kinder. Andere Kinder rebellieren durch offene Leistungsverweigerung, wieder andere durch indirekten Widerstand. Der indirekte Widerstand kann in Form von Essensverweigerung oder durch das Verweigern von Disziplin erfolgen. Die Verweigerung von Essen kann auch als ein neues Leistungsziel definiert werden. Die Betreffende bricht nicht aus der Familie aus, indem sie Leistung grundsätzlich verweigert, sondern erbringt Leistung in einer Form wie kein Familienmitglied vor ihr. Sie leistet etwas, indem sie weniger isst und weniger wiegt als alle anderen. Sie ist etwas Besonderes. Sie ist das Ergebnis einer Extremleistung. Dabei können die Schulleistungen etwas nachlassen, oder es ist nicht einmal mehr möglich, überhaupt zur Schule zu gehen. Die Betroffene hat ihren Hunger bezwungen. Welche Leistung!

Ein Problem von Hochleistungsfamilien ist, dass sich Mitglieder nicht für das geliebt fühlen, was sie sind, sondern nur für das, was sie leisten. Wenn sie angestrebte Leistungen nicht erbringen können, fühlen sie sich minderwertig. Sie akzeptieren es nicht, wenn sie ihren eigenen perfektionistischen Ansprüchen nicht genügen. Sie beginnen, sich dafür zu verachten, dass sie aus der Rolle fallen, dass sie nicht die Superleistung erbringen, die sie erbringen möchten. Meist sind die Leistungserwartungen der Betroffenen noch höher als die der Eltern.

Sabrina war eine 23-jährige Medizinstudentin. Ihre Eltern legten großen Wert auf Leistung und bestärkten sie stets darin. So entwickelte Sabrina in ihrer Kindheit und Jugend eine extreme Leistungsorientierung. Sie hatte, auch weil sie viel lernte, sehr gute Schulnoten und war äußerst perfektionistisch: Alles, was sie in Angriff nahm, musste perfekt sein. Ihr Ehrgeiz ging so weit, dass sie sich nicht wert fühlte zu leben, wenn sie eine Erkältung hatte und deshalb nicht lernen konnte. An solchen Tagen nahm sie keine Nahrung zu sich – aus der Einstellung heraus, diese nicht zu verdienen. Da sie ein sehr gutes Abitur machte und ihre Magersucht damals noch nicht sehr ausgeprägt war, war klar, dass sie Medizin studieren würde. Dazu musste sie in eine andere Stadt ziehen, wo sie allein in einer «Studentenbude» wohnte. Am Studienort zog sie sich zurück, hatte kaum Kontakte und lernte von früh bis spät. Darüber hinaus war sie – typisch für eine anorektische Essstörung – auch extrem hyperaktiv. Sie machte täglich ausgiebige Läufe und Fahrradtouren, nicht aus Spaß, sondern weil sie «musste». Ihr Leistungsstreben nahm selbstzerstörerische Züge an. Sie hatte Fahrradstürze mit Knochenbrüchen, deren Heilungsprozess sie nicht beachtete, so dass die Wunden eiterten. Sie war es sich nicht einmal wert, den Verband zu wechseln. Nach einer wenig erfolgreichen ambulanten Therapie kam sie zum ersten Mal in eine Klinik. In der stationären Therapie arbeitete sie äußerlich gut mit, änderte aber nicht ihre Grundhaltung. Schließlich bekam sie – unabhängig von der Magersucht – einen schweren Typ-I-Diabetes. Da sie ständig der Meinung war, dass sie zu wenig leistete und viel mehr leisten müsste, gestattete sie es sich nicht, den Diabetes angemessen zu behandeln. Bedingt durch den Diabetes wurde sie wiederholt bewusstlos und musste auf in eine Intensivstation eingewiesen werden. Von dort aus vermittelte man sie erneut zu einer stationären psychotherapeutischen Behandlung. Das Gefühl, nur etwas wert sein, wenn sie auch etwas leistete, steckte tief in ihr. Wenn sie nichts leistete, war sie weder wert zu leben noch behandelt zu werden. Sie war rastlos, ruhelos und hyperaktiv. Langeweile war ihr unerträglich.

Was tun? Glaubhafte Versicherungen der Eltern, dass sie wirklich ihr Kind lieben und nicht dessen Leistungen, dass sie ihr Kind auch lieben, wenn es keine besonderen Leistungen erbringt, können zwar entlastend sein. Meist glaubt es die Betroffene aber nicht. Oft hat sie die familiären Leistungsideale schon so verinnerlicht, dass derartige Beteuerungen daran nichts ändern. Dann kommt harte Arbeit auf die Betroffene zu, um sich in der Therapie allmählich von der absoluten Dominanz des Leistungsideals zu lösen. Leistung ist schön, wenn sie geschieht. Es ist gut, wenn etwas gelingt. Es ist auch keine Schande, eine gute Leistung zu erzielen. Es ist allerdings nicht sinnvoll, den Sinn des Lebens einzig an erbrachten oder nicht erbrachten Leistungen festzumachen. Glaubhaft ist auch hier, wenn Eltern nicht den Ratschlag erteilen: «Du solltest weniger leistungsorientiert sein», sondern selbst etwas an ihrer eigenen übermäßigen Leistungsorientierung ändern. Angehörige oder Partner könnten mit der Betroffenen etwas unternehmen, was in keiner Weise mit Leistung verknüpft ist, zum Beispiel eine Radtour, bei der es egal ist, wie weit man fährt, oder einen Spaziergang, bei dem es nicht darum geht, große Höhen zu erklimmen, sondern darum, dass sich alle wohlfühlen.

Statt zu sagen: «Du sollst *nicht* so leistungsorientiert sein», ist es besser, ein positives Ziel zu formulieren: «Es ist in Ordnung, wenn du Spaß hast.» Eltern und Familie können die Betroffene ermutigen, regelmäßige Zeiten für leistungsunabhängige Unternehmungen einzuführen. Dies gibt ihr die Möglichkeit, spontan zu tun, was ihr Spaß macht. Nach langjährigen Beobachtungen bei Patientinnen mit Essstörungen hatten wir bei einem Fragebogen zum Thema Essstörungen die Frage eingeführt: «Ist Ihnen Langeweile unerträglich?» Sehr viele Essgestörte beantworteten diese Frage mit einem uneingeschränkten Ja. Bei vielen Essgestörten muss die Zeit strukturiert und ausgefüllt sein; unstrukturierte Zeit, zum Beispiel ein Wochenende, das nicht im Voraus bis ins Detail verplant ist, können sie nicht ertragen

5.4 Die Konflikt vermeidende Familie

Der Konflikt vermeidende Familientyp ist bei Patientinnen mit Essstörungen recht weit verbreitet. Die Betroffenen wachsen oft als pflegeleichte Kinder heran, die nie murren und überall mitmachen. Sie scheinen immer guter Laune zu sein und wenn andere nicht froh gestimmt sind, versuchen sie, diese aufzumuntern. Sie machen keine Probleme wie Kinder von Nachbarn oder Freunden und entwickeln sich anscheinend problemlos.

Solcherart pflegeleichte Kinder sind typisch für Konflikt vermeidende Familien. In diesen Familien werden Emotionen nur angedeutet, aber man geht nicht weiter darauf ein. Alle kennen das ungeschriebene Gesetz, dass Konflikte selbst innerhalb der Familie nicht lautstark ausgetragen werden. Konflikte gegenüber Nichtfamilienmitgliedern auch nur anzudeuten, ist undenkbar. In diesen Familien herrscht das Ideal, dass man sich seine Wünsche gegenseitig von den Augen abliest. Drohen Emotionen einmal hochzukochen, werden sie durch einen entsprechenden Blick oder ein Wort zum Verstummen gebracht. Konflikt vermeidende Familien wollen, dass es keine Konflikte gibt.

Aber natürlich gibt es trotzdem Konflikte. Dies zeigt sich beispielsweise, wenn ein Familienmitglied in einer angespannten Situation unvermittelt den Tisch verlässt, ohne ein Wort zu sagen, oder wenn in einer Diskussion bei einem bestimmten Thema plötzlich Schweigen einkehrt. Da es «offiziell» keine Konflikte gibt, können Konflikte jedoch auch nicht gelöst werden und stehen weiter im Raum. Ein Außenstehender spürt in diesen Familien bald die unausgesprochene Spannung. Es kann durchaus sein Gutes haben, Probleme einmal zu vertagen und zunächst darüber zu schlafen (Mañana-Mentalität). In Konflikt vermeidenden Familien werden jedoch auch handfeste Konflikte, monate-, jahre- oder gar jahrzehntelang nicht ausgesprochen und gelöst.

Lisa war schon als Kind pflegeleicht und blieb es auch in der Pubertät. Was immer die Eltern anregten oder von ihr forderten, sie war dabei. Sie war angepasst, tapfer und hatte ein großes Durchhaltevermögen. Sie war der gute Geist der Familie, las den anderen ihre Wünsche und Bedürfnisse von den Augen ab und machte es allen recht. Den Eltern kam es wie ein Wunder vor, dass ihr Kind so leicht lenkbar, so geduldig und immer guter Stimmung war. Schließlich sahen sie es als Charaktereigenschaft an und machten sich keine weiteren Gedanken darüber. Sie kannten Lisas Gedanken nicht, denn sie murrte oder zögerte nie und machte auch kein langes Gesicht. Lisa war das Musterkind und den Eltern eine Freude. Aber natürlich hatte Lisa eigene Bedürfnisse und Wünsche. Sie hatte jedoch im Laufe der Zeit verlernt, auf diese zu hören und sie wahrzunehmen. Sie war überangepasst. Ihr Leben bestand darin zu tun, was sie meinte, dass von ihr erwartet würde. Sie fragte nicht, was die anderen von ihr erwarteten, sie erriet es. Diese Art zu leben ist äußerst anstrengend.

Als Lisa auf die 15 zuging, bemerkten die Eltern, dass sie zwar weiterhin das erfreulich angepasste Mädchen war und nicht wie Klassenkameradinnen begann, über die Stränge zu schlagen, aber dass sie immer mehr abnahm und ihr Gesicht immer schmaler wurde.

Oft täuscht das, was man meint, anderen von den Augen ablesen zu können. So viel einfacher wäre es, den anderen zu fragen, ob er dieses oder jenes will oder nicht. Aber in Konflikt vermeidenden Familien herrscht das Ideal, Konflikte, Bedürfnisse und Wünsche nicht auszusprechen: die Erfüllung eines geäußerten Wunsches zählt nichts, der Wunsch muss dem andern von den Augen abgelesen werden. Die bekannte Geschichte von der Goldenen Hochzeit zeigt, wie leicht man sich täuschen kann, wenn man meint, die Wünsche des anderen zu kennen, ihn aber nicht danach fragt:

Die Goldene Hochzeit. Ein altes Ehepaar saß an seiner Goldenen Hochzeit beim Frühstück. Wie in all den 50 Jahren ihrer Ehe teilte der Mann auch an diesem Tag die Semmel, gab seiner Frau selbstverständlich die obere Hälfte und nahm sich selbst die untere. Nie hatten sie darüber gesprochen, wer welche Hälfte lieber hätte. Jetzt, nach 50 Jahren war jedoch so viel Unmut angestaut, dass die Frau sich empörte: «Es ist unmöglich. In 50 Jahren hast du nicht ein einziges Mal gefragt, ob ich nicht lieber die untere Hälfte möchte.» Der Mann antwortete: «Ich denke, jeder isst lieber die obere Hälfte.» Sie sagte: «Wieso hast du mich nie gefragt? Ich selbst esse liebend gern die untere Hälfte.» – Hätten sie vor 50 Jahren über ihre Vorlieben gesprochen, wäre kein Konflikt entstanden, sondern sie hätten schon damals gesehen, dass sie sich hervorragend ergänzten: Sie bevorzugte die untere, er die obere Hälfte einer Semmel. Leider aßen beide 50 Jahre lang die «falsche» Hälfte.

Dies ist der Prototyp eines Missverständnisses, bei dem es versäumt wird, über das Naheliegende zu reden. In Konflikt vermeidenden Familien wird über die Wünsche und Bedürfnisse der Einzelnen nicht gesprochen. Auf diese Weise können derartige eher harmlose, aber auch gravierende Missverständnisse entstehen.

Ein anderes Problem in Konflikt vermeidenden Familien ist, dass ihre Mitglieder nicht lernen, ihre Gefühle klar und direkt auszudrücken. Stattdessen lernen sie, dass es besser ist, Gefühle entweder gar nicht erst zu haben oder sie zumindest nicht auszuleben. Sie lernen, dass Gefühle wie Ärger und Wut Zeichen von Schwäche sind, die es zu verstecken gilt. Kinder in diesen Familien lernen nur mangelhaft, ihre Gefühle wahrzunehmen und auszudrücken. Sie halten sich extrem zurück, eigene Gefühle «aufbrechen» zu lassen. Dies führt zu einer Daueranspannung, die so weit gehen kann, dass Betroffene sich durch Missbrauch von Alkohol oder Drogen Erleichterung verschaffen, sich selbst verletzen oder durch eine Essstörung auf ihre Not hinweisen.

Was tun? Die Ursachen und Hintergründe der ungeschriebenen Verhaltensregeln in der Familie wahrzunehmen und sich diese einzugestehen ist ein erster, wesentlicher Schritt zu ihrer Veränderung. Spannungsgeladenes Schweigen ist nicht Harmonie. Auch hier gilt: Ein essgestörtes Kind mit Ratschlägen zu überhäufen, dass es seine Gefühle mehr ausdrücken soll, hilft wenig. Es hat die Konflikt vermeidende Ideologie bereits internalisiert, d.h. es ist längst selbstverständlich für das Kind, Konflikte zu vermeiden. Wirkungsvoller ist Selbstkritik, selbst darauf zu achten und Situationen zu erkennen, in denen das Konflikt vermeidende Ideal wirkt. Konflikt vermeidende Eltern ziehen Konflikt vermeidende Kinder auf. Erst wenn sie selbst aufhören, Konflikt zu vermeiden, werden sie es ihren Kindern erleichtern, anders mit Konflikten umzugehen. Beginnen Sie selbst, in der Familie offen über bestehende Konflikte zu sprechen. Fragen Sie Freunde, welche Konflikte sie in Ihrer Familie sehen und sprechen Sie diese Probleme offen an. Natürlich werden Sie dabei unsicher sein, wenn Sie Konflikte bisher nicht beim Namen nannten. Geben Sie dies ruhig gegenüber ihren Kindern und ihrem Partner zu und sprechen Sie dann auch darüber. Ihr eigener Mut kann den Mut des Kindes wecken, selbst offener über eigene Gefühle zu sprechen.

5.5 Die inkonsequente, chaotische Familie

Inkonsequente, chaotische Familien können sehr unterschiedlich sein. Gemeinsam ist ihnen, dass die Eltern sich inkonsistent und unberechenbar verhalten. Dies mag schon immer so gewesen sein oder kann durch Krisen ausgelöst sein, wie zum Beispiel durch eine psychotische Erkrankung oder Drogenmissbrauch von einem Familienmitglied. Inkonsistente Kommunikation kann auch in sogenannten «intakten» Familien vorkommen. Man findet sie gelegentlich nach einer Scheidung, wenn die Eltern eine neue Partnerschaft eingehen, aber die Kinder den Stiefvater oder die Stiefmutter nicht akzeptieren, weil es ihm oder ihr nicht gelingt, eine positive Bindung zu ihnen aufzubauen.

Kommunikation ist dann inkonsistent, wenn andere die Reaktionen nicht vorhersagen können. Eine Mutter verhält sich inkonsequent, wenn sie ihre halbwüchsige Tochter erst ermuntert, mit einer Freundin eine Tagesreise in die nächstgrößere Stadt zu machen, diese aber dann kurz vorher doch verbietet, weil die Tochter noch zu jung sei und außerdem auf das jüngste Kind aufpassen müsse. Ein Vater verhält sich inkonsequent, wenn er seiner Tochter verspricht, an ihrem Geburtstag die ganze Familie in ein schönes Restaurant auszuführen, aber dann nicht kommt, weil im Tennisclub ein Turnier stattfindet. Kleine Inkonsequenzen kommen in nahezu jeder Familie vor. Prägen sie jedoch das Familienleben, so dass die Kinder nie wissen, welches «Wetter» für die nächsten Tage angesagt ist, wird es problematisch.

Eine Möglichkeit, damit umzugehen, besteht darin, sich in sich selbst zurückzuziehen. Es mag der Tochter auch gelingen, die inkonsequente Familie so bald wie möglich zu verlassen oder sich im Elternhaus einzuigeln und sich eine eigene Welt und einen eigenen Freundeskreis aufzubauen, der durch die inkonsequente chaotische Kommunikation von Vater oder Mutter nicht zerstört werden kann. Solche Jugendliche sind manchmal nur noch zum Schlafen zu Hause, aber ansonsten mit Freundinnen und Freunden befasst. Sie meiden ihre Familie.

Eine andere Form, mit dem kommunikativen Chaos zu Hause umzugehen, besteht darin, sich selbst zum Ruhepol der Familie zu entwickeln. Oft erfolgt dies, indem man selbstlos für die anderen da ist. Die Betroffene empfindet eine innere Verpflichtung, die Familie zu stützen. Während einer schwierigen Scheidung wird sie vielleicht zur Vertrauten der Mutter, die mit dieser Situation und ihren Gefühlen nicht allein klarkommt. Die Mutter erzählt ihrer Tochter alles, auch Intimitäten aus der Partnerschaft. Die Betroffene merkt, dass sie gebraucht wird und lebt in dieser Rolle auf. Sie merkt jedoch nicht, dass sie damit um eine normale Entwicklung als Jugendliche betrogen wird. So sehr sie ihrer Mutter eine hilfreiche Ratgeberin sein mag, so wenig hat sie Gelegenheit, sich selbst emotional weiterzuentwickeln und auf ihre eigenen Bedürfnisse und Gefühle zu achten. Sie wird zwar Expertin für die Gefühle und Meinungen ihrer Mutter, entwickelt aber kaum ein Gefühl für ihre eigenen Bedürfnisse und kann diese somit auch wenig äußern.

Jennifers Eltern ließen sich nach langjährigen Streitigkeiten scheiden, als Jennifer 16 Jahre alt war. Wenig später heiratete Jennifers Mutter, ohne lange zu überlegen, einen Mann, den sie während der Zeit der Scheidung kennengelernt hatte. Schon am Tag nach der Hochzeit bereute sie es, nicht mehr mit ihrem ersten Mann zusammen zu sein. Jennifers Mutter war inkonsequent in ihren Männerbeziehungen, in der Erziehung ihres Kindes und in der Gestaltung ihres Lebens. Jennifer mochte ihren Stiefvater nicht und ging ihm aus dem Weg. Sie wurde zunehmend zur Vertrauten ihrer Mutter. Die Mutter schüttete Jennifer ihr Herz aus, wenn sie Streit mit ihrem Exmann oder mit Jennifers Stiefvater hatte, der zunehmend trank. Jennifer war täglicher Ratgeber und sprach ihrer Mutter in allen Problemsituationen Mut zu. Diese war froh, eine so verständnisvolle Tochter zu haben. Tatsächlich hatte sich jedoch ein Rollentausch vollzogen: Jennifer übernahm meistens die Mutterrolle, und die Mutter fügte sich wie ein Kind. Nicht selten kippte allerdings das Verhalten der Mutter und sie kritisierte Jennifer, als wäre sie noch ein kleines Kind: «Setz dich gerade hin! Klopf nicht so nervös mit den Fingern! Fass dir nicht so oft ins Gesicht!» Nicht selten änderte Jennifers Mutter unvermittelt ihre Meinung und ihr Verhalten. Nie konnte sich Jennifers darauf verlassen, dass beispielsweise ein geplanter gemeinsamer Shoppingbummel wirklich stattfinden und ihre Mutter ihn nicht wegen Migräne wieder absagen würde.

Andererseits lobte die Mutter Jennifer vor anderen: «Meine Jennifer hat so einen starken Willen. Sie schafft alles, was sie sich in den Kopf setzt.» Jennifer hatte gute Noten in der Schule, wofür sie hart arbeiten musste. Sie wurde zunehmend festgelegt auf die Rolle der Starken, die alles schafft und die, anders als Mutter, Stiefvater oder leiblicher Vater, vorausplant. Sie strengte sich tatsächlich sehr an, ihre Pläne einzuhalten. Sie wurde zunehmend zwanghaft, wenn es darum ging, Ziele, die sie sich gesetzt hatte, auch zu erreichen, und sie entwickelte einen Ordnungszwang: In ihrem Schrank musste alles ganz gerade liegen. Sie verlernte, auf eigene Bedürfnisse zu hören. Wichtig war die Einhaltung der Pläne. Auf Fragen, wie sie sich fühle, antwortete sie mit Plattitüden: «Bestens!», «Wie soll's mir schon gehen?» oder «Super!». Vermutlich kannte sie ihre eigenen Gefühle selbst nicht, auch wenn sie die Wünsche, Bedürfnisse und Gefühle ihrer Mutter besser kannte als diese. Den Stiefvater mied sie weiterhin. Der leibliche Vater lebte seit der Trennung der Eltern im überseeischen Ausland und reiste sehr viel. Dabei besuchte er Jennifer gelegentlich, doch wenn sie ihn brauchte – früher oder jetzt – war er nicht da. Er kam selten und nur, wenn es in seine Pläne passte, nicht wenn die Tochter ihn brauchte.

Inkonsequente Kommunikation kann, wie Jennifers Beispiel zeigt, eine Reihe von Problemen nach sich ziehen. Jennifer wurde für ihre Mutter unersetzlich. Damit erhielt sie eine zentrale unterstützende und regulierende Funktion in der Familie, so dass trotz allem Chaos für Jennifer eine gewisse Ordnung einkehrte. Ihr Planungs- und Ordnungszwang brachte ihr in ihrem Herzen weitere Ordnung. Sie hatte alles im Griff, wenn man sie ließ. Allerdings verlernte sie es, ihre eigenen Bedürfnisse und Gefühle wahrzunehmen und auszudrücken, und verdrängte und verleugnete bestehende Probleme. Sie verleugnete auch ihre Essstörung und ihre Zwangssymptomatik, bis sie wegen ausgeprägter Kreislaufprobleme in der Schule zusammenbrach und ins Krankenhaus gebracht wurde. Dort wurde ein Gewicht von 35 kg festgestellt und der herbeigerufene Psychiater diagnostizierte eine bulimische Anorexia nervosa. Im Gespräch mit ihm war sie extrem ausweichend: «Abführmittel – nimmt die nicht jeder einmal?», «Heißhungerattacken – haben Sie noch nie eine gehabt?».

Was tun? Wie kann sich eine Familie aus einem solchen kommunikativen Chaos befreien?

- Jeder Einzelne kann dazu beitragen, dass die Kommunikation in der Familie konsequenter und konsistenter wird. Jedes Mitglied kann bei sich und den anderen darauf hinweisen, wenn sie sich inkonsequent verhalten.
- Jeder kann lernen hinzuschauen, das Wichtige vom Unwichtigen zu unterscheiden und sich die Realität offen einzugestehen, statt sie zu leugnen. – Wenn Jennifer ihrer Mutter oder ihrem Psychotherapeuten gegenüber behauptet, dass sie sich gut fühlt, obwohl dies offensichtlich nicht stimmt, wäre es jedoch eine Bevormundung, ihr zu sagen, dass sie sich nicht gut fühlt. Die Mutter könnte sie aber mit ihren Beobachtungen konfrontieren: «Gestern habe ich im Müll dein Mittagessen gefunden. Warum hast du es nicht gegessen?» Oder: «Gestern Abend nach dem Abendessen bist du gleich auf die Toilette, und ich habe eindeutige Würggeräusche gehört. Du hast erbrochen! Was ist los mit dir?» Auch könnte die Mutter, wenn sie befürchtet, dass ihre Tochter eine Essstörung haben könnte und diese stark untergewichtig ist, ihrer Sorge um ihre Tochter Ausdruck verleihen. Sie könnte ihr sagen, dass sie darauf besteht zu sehen, was diese wiegt.

Wenn Jennifer sich mit ihren 17 Jahren weigert, sich vor den Augen der Mutter zu wiegen oder wiegen zu lassen, sollte erwogen werden, einen gemeinsamen Arzttermin zur Klärung des Gewichts und der Essprobleme zu vereinbaren.

- Jeder muss Verantwortung übernehmen: Damit eine Mutter so handeln kann, wie gerade beschrieben, muss sie lernen, Verantwortung für die Familie zu übernehmen und sich nicht selbst wie ein Kind zu verhalten. Das schließt auch die Verantwortung für sich selbst ein. Die Mutter sollte ihre Probleme nicht mehr mit Jennifer, sondern mit ihrem Mann besprechen oder, wenn dies nicht geht, eine Psychotherapie aufsuchen. Dies hatte ihr Jennifer bereits geraten, als Jennifer noch überzeugt war, dass alles «nach Plan» gehe und bestens laufe.
- Sich selbst und anderen Grenzen zu setzen ist wichtig. Jennifers Mutter hatte übersehen, dass sie eine Grenze überschritt, als sie Jennifer zu ihrer Vertrauten machte und ihre Eheprobleme mit ihr besprach. Jennifer ihrerseits überschritt diese Grenze mit der selbsttäuschenden Rechtfertigung, ihre Mutter brauche sie und sie müsse sich «opfern», weil niemand sonst da war, um ihrer Mutter zu helfen.

In Jennifers Familie ging die inkonsequente Kommunikation im hohen Maße von ihrer Mutter aus. Natürlich kann es auch der Vater oder ein anderes Familienmitglied sein, das besonders inkonsequent ist.

6 Was tun?!

6.1 Wünsche und Erwartungen

In der Klinik Roseneck führen wir regelmäßig Wochenendseminare durch, an denen sowohl Betroffene als auch Eltern, Geschwister, Partner oder Freunde teilnehmen. Vor den Seminaren haben wir Betroffene und Angehörige getrennt voneinander gefragt, zu welchen Themen sie mehr erfahren möchten, welche Erwartungen sie an das Seminar haben, welche Schwierigkeiten sie zu Hause sehen und was sie sich voneinander wünschen. In vielen Punkten ähneln sich die Aussagen und Wünsche von Betroffenen und Angehörigen.

Die Angehörigen interessierten sich vor allem für folgende Themen:

- Wie gehen wir in der Familie richtig mit der Essstörung um?
- Wie können wir ein hilfreiches Umfeld für die Betroffene schaffen?
- Welche Wünsche und Erwartungen hat die Betroffene an uns?
- Wie verhalten wir uns gegenüber der Betroffenen beim Essen, beim Wiegen und bei der Überwachung ihres Essverhaltens?
- Was können wir tun, damit das Essen und die Essstörung nicht das alles dominierende Thema in der Familie bleibt?
- Wie können andere Bereiche des Lebens wieder größeren Stellenwert bekommen?
- Haben wir in der Erziehung etwas falsch gemacht? (Schuldfrage)
- Wie viel Nähe und Distanz zwischen Angehörigen und Betroffener sind richtig?
- Wie viel Eigenverantwortung und wie viel Kontrolle sind zum Beispiel in Bezug auf Taschengeld, Disco-Besuche oder Essverhalten richtig?
- Was können wir tun, damit sich der Zustand der Betroffenen nicht wieder verschlechtert?
- Welche ambulanten Behandlungsmöglichkeiten gibt es für Minderwertigkeitsgefühle, Zwänge, Perfektionismus und Alles-oder-Nichts-Denken?
- Wie gehen wir mit der durch die Essstörung entstandenen Geschwisterrivalität um?

Die Themen, für die sich die Betroffenen besonders interessierten, waren etwas mehr von der stationären Psychotherapie geprägt, in der sie sich gerade befanden, ansonsten aber den Themen der Angehörigen sehr ähnlich:

- Wie viel Verantwortung hat man selbst? Wie viel Verantwortung haben die Eltern?
- Wie kann das Thema Schuld geklärt werden (Keiner ist schuld), um Betroffene und Angehörige zu entlasten?

- Was kann man tun, damit der Umgang mit den Angehörigen besser wird und man besser miteinander sprechen kann?
- Wie kann man sich besser von zu Hause abnabeln?
- Welche gemeinsamen Unternehmungen, die nichts mit Essen zu tun haben, könnte es künftig geben?
- Wie können wir auch wieder über etwas anderes sprechen als über die Essstörung?
- Wie können alle Beteiligten ihre Gefühle auch bei Konflikten oder wenn sie unter Druck stehen offener ausdrücken?
- Wie können wir besser und mit mehr Wertschätzung miteinander umgehen? (Mehr Lob, weniger Leistungsorientierung)
- Wie offen kann und will ich in anderen gegenüber mit meiner Essstörung umgehen?
- Was ist meine Stellung in der Familie und wie kann ich sie ändern, wenn sie für mich nicht gut ist? (Z. B. Vermittlerrolle)

Wünsche. Sowohl Betroffene als auch Angehörige wünschten sich mehr Offenheit im Kontakt. Über Gefühle sollte offener gesprochen werden, und es sollte insgesamt mehr offener und ehrlicher Austausch untereinander stattfinden. Probleme und Konflikte sollten besprochen, nicht unter den Teppich gekehrt werden. Beide Seiten wünschten sich wieder ein besseres Vertrauensverhältnis zueinander. Die Betroffenen wünschten sich, mehr Selbstverantwortung übernehmen zu dürfen, und größeres Vertrauen der Angehörigen, was ihr Gewicht, ihr Ess- und ihr Bewegungsverhalten betraf. Beide Seiten wünschten sich, Leistungsansprüchen zugunsten der Gesundheit weniger Platz einzuräumen. Angehörige wünschten sich, dass die Betroffenen verantwortungsbewusster mit ihrem Gewicht und begleitenden Erkrankungen umgingen. Die Betroffene sollte es sagen, wenn es ihr schlecht ginge, und Hilfe annehmen. Betroffene wünschten sich mehr Autonomie, und dies auch in ihrem Essverhalten. Beide Seiten erkannten, dass mehr Verständnis für die Situation des anderen den Umgang erleichtert. Die Angehörigen wünschten sich von der Betroffenen mehr Flexibilität im Essverhalten, dass sie sich einen Freundeskreis aufbaut, dass sie wieder gesund werden will, dass sie wieder ein normales Familienmitglied wird bzw. selbständig leben kann. Die Betroffenen wünschten sich mehr Toleranz («Wenn ich anderer Meinung bin, bin ich nicht gegen meine Eltern.») und als Person ganz ernst genommen zu werden. Entscheidungen sollten nicht über ihren Kopf hinweg getroffen werden. Sie wünschten sich einen wertschätzenderen Umgang miteinander mit mehr Lob und Zuwendung. Wichtig war ihnen, das Gefühl zu bekommen, um ihrer selbst willen geliebt zu werden, nicht für ihre Leistungen. Viele dachten aber auch an ihre Eltern, die sich keine Vorwürfe machen und ihnen klar sagen sollten, wenn «der Zirkus mit dem Essen» zu viel wird.

6.2 Das Gleichnis vom verlorenen Sohn (und der verlorenen Tochter)

Das Bibelgleichnis vom verlorenen Sohn

Ein Mann hatte zwei Söhne. Der Jüngere von ihnen sagte zu seinem Vater: «Vater gib mir das Erbteil, was mir zusteht.» Da teilte der Vater das Vermögen auf ... Der jüngere Sohn zog in ein fernes Land. Dort führte er ein zügelloses Leben und verschleuderte sein Vermögen. Als er alles durchgebracht hatte, kam eine große Hungersnot über das Land und es ging ihm sehr schlecht. Er hütete die Schweine anderer, und Hunger hatte er selbst. Da ging er in sich: Wie viele Tagelöhner meines Vaters haben mehr als genug zu essen, und ich komme hier vor Hunger um. Ich will aufbrechen und zu meinem Vater gehen und zu ihm sagen: «Vater, ich habe mich gegen den Himmel und gegen dich versündigt; ich bin nicht mehr wert, dein Sohn zu sein; mach' mich zu deinem Tagelöhner.» Dann brach er auf und ging zu seinem Vater. Der Vater sah ihn schon von Weitem kommen und hatte Mitleid mit ihm. Er lief dem Sohn entgegen, fiel ihm um den Hals und küsste ihn. Da sagte der Sohn: «Vater, ich habe mich gegen den Himmel und gegen dich versündigt; ich bin nicht mehr wert, dein Sohn zu sein.» Der Vater aber veranlasste, dass ihm das beste Gewand gebracht wurde, ein Ring für den Finger und Schuhe. «Bringt das Mastkalb her und schlachtet es; wir wollen essen und fröhlich sein. Denn mein Sohn war tot und lebt wieder; er war verloren und ist wieder gefunden.» Und sie begannen, ein fröhliches Fest zu feiern. (Luk 15, 11–32)

In einer patriarchalischen Gesellschaft war es der Sohn, der verloren ging. Heute ist es – besonders bei Essstörungen – meist die Tochter. Ein zentraler Satz dieses Textes aus dem Neuen Testament ist: «... er war verloren und ist wieder gefunden.» Dies gilt es gemäß dem Gleichnis, bedingungslos anzunehmen und sich dessen zu freuen. Als der angepasste, ältere Bruder der bedingungslosen Freude des Vaters widersprach, antwortete ihm dieser: «Mein Kind, du bist immer bei mir, und alles was mein ist, ist auch dein. Aber jetzt müssen wir uns doch freuen und ein Fest feiern; denn dein Bruder war tot und lebt; er war verloren und ist wieder gefunden worden.» Die Rolle des Vaters im Gleichnis (und der Mutter heute) ist es, sich in sein Los zu fügen und zu akzeptieren, was ist. Als das Unerwartete eintrat, der jüngere Sohn «in sich ging» und zurückkehrte in Zeiten der Not, wurde er ohne Wenn und Aber freudig wieder empfangen.

Was hat dies zu tun mit der Situation von Eltern, Verwandten und Freunden von Essgestörten? Das Gleichnis gilt insbesondere für Eltern, aber ist auch eine Mahnung für die Geschwister. Eltern können nicht alle Schritte ihrer Kinder kontrollieren. In manchen Situationen, zum Beispiel beim Auszug des Jugendlichen, bleibt ihnen nichts anderes übrig, als dies zu akzeptieren, auch wenn ihnen ihr Kind «verloren» erscheint. Eltern haben aber auch eine besondere Fürsorgepflicht und Rolle: Da zu sein, wenn sich ihr Sohn oder ihre Tochter «besonnen hat», «in sich gegangen ist» und wieder ihre Nähe sucht. Das Gleichnis aus dem Neuen Testament zeigt ihnen den Weg: nicht hadern, kein Wenn und Aber, keine Vorwürfe («Wie konntest du uns das antun?»), sondern bedingungsloses Akzeptieren des eigenen Sohnes, der eigenen Tochter.

Wenn Kinder in Zeiten der Not zu den Eltern zurückkehren, erleben sie das meist als Niederlage. Sie sind ausgezogen, aber am neuen Studienort allein nicht zurechtgekommen, wissen nicht weiter und kehren in den Schoß der Familie zurück. Eltern haben eine besondere Verantwortung gegenüber ihren Kindern (und Kinder gegenüber ihren Eltern). Daher sollten sie in einer solchen Situation ihre Kinder ohne Vorbehalt und ohne ihnen inquisitorische Fragen zu stellen wieder aufnehmen. Es war verloren und ist wieder da. Das Kind, das inzwischen vielleicht schon Mitte 20 ist, hätte es gerne allein geschafft in der Welt und wird es mit etwas Glück künftig auch schaffen. Aber im Moment braucht es Hilfe und Unterstützung.

Essgestörte können ihre Familie nachhaltig aus dem Gleichgewicht bringen und die Nerven ihrer Eltern und Geschwister erheblich strapazieren. Sie merken, dass ihr Essverhalten die ganze Familie belastet und die Geschwister deswegen zu kurz kommen, aber sie können derzeit nichts dagegen tun. Sie spüren die Ressentiments ihrer Geschwister, aber sie können es nicht ändern. Nichtessen oder Heißhungerattacken mit Erbrechen sind dermaßen starke Provokationen für die Familie, dass es schwer ist, darüber hinwegzusehen – und es wäre medizinisch auch nicht richtig.

6.3 Was tun als Eltern oder Angehörige?

Offener und wertschätzender Umgang miteinander

Man kann eine Essstörung als eine Erkrankung verstehen, die deshalb auftritt, weil die Betroffene keine Worte findet, um ihre Bedürfnisse und Gefühle auszudrücken. Daher drückt sie ihre Not und ihre Ängste indirekt, durch die Essstörung, aus. So ist eine Magersucht durch die Gewichtsabnahme und das Untergewicht nicht zu übersehen. Das Geräusch des Erbrechens auf der Toilette ist von den Angehörigen nicht zu überhören. Es wäre unnatürlich, darauf nicht einzugehen. Es ist wichtig, dass Sie die Betroffene darauf ansprechen, auch wenn sie alles leugnet oder nicht auf Ihre Fragen eingehen mag. Es ist wichtig zu wissen, wo sie mit ihrem Essverhalten steht. Ihre Fragen danach sollten aber nicht einem Verhör gleichkommen («Wie oft in der Woche hast du letzte Woche erbrochen?»), sondern einfühlsam sein. Versuchen Sie, die Betroffene zu verstehen und ihr zu helfen, ihre Bedürfnisse und Gefühle direkt (nicht indirekt durch die Essstörung) zum Ausdruck zu bringen.

Carolin war musikalisch begabt und hatte in der Schule gute Noten. Sie war ein angepasstes Kind, bis sie in der 10. Klasse eine bulimische Magersucht entwickelte. Sie fastete, aß Diät, bewegte sich viel, hatte Heißhungerattacken und erbrach sich anschließend, um die zugeführten Kalorien wieder loszuwerden. Schließlich war eine stationäre Behandlung erforderlich. Danach machte sie ihr Abitur und setzte gegenüber ihren Eltern den Wunsch durch, Musik zu studieren. Die Eltern hatten ihr aus praktischen Gründen geraten, eine Banklehre zu machen oder vielleicht Lehrerin zu werden. Sie zog zirka 50 km vom Wohnort der Eltern entfernt in ein Studentenzimmer und begann ihr Musikstudium.

Im ersten halben Jahr lief es ganz gut, doch fühlte sie sich immer mehr unter Druck, weil einige der Studenten, die mit ihr angefangen hatten, sehr viel mehr Musikpraxis hatten und ihr Instrument einfach besser spielten als sie. In dieser Zeit kam es auch zunehmend zu Spannungen mit ihrem Freund, den sie seit anderthalb Jahren kannte. Schließlich beendete dieser die Beziehung wegen einer anderen jungen Frau, was sie sehr verletzte. An diesem Punkt war sie nicht mehr fähig, ihr Musikstudium weiterzuführen, obwohl sie durchaus Grund gehabt hätte, aller Konkurrenz zu trotzen. Deprimiert, reumütig und ohne zu wissen, wie es weitergehen sollte, kehrte sie zu ihren Eltern zurück.

Diese machten ihr Vorwürfe, weil sie ihr Studium nicht fortsetzte: «Was man begonnen hat, muss man auch zu Ende führen.» Sie waren schockiert, als sie merkten, dass Carolin wieder abnahm, Heißhungerattacken hatte und sich wieder erbrach. Die jüngere Schwester fühlte sich wieder zurückgesetzt, als sich alle Familiengespräche um Carolins Essstörung drehten. Carolin war es sehr schwer gefallen, überhaupt nach Hause zurückzukehren, doch sah sie keine andere Möglichkeit. Sie hoffte, die Eltern würden sie verstehen, ohne viele Fragen zu stellen. Aber die Eltern stellten viele Fragen: «Warum hast du dein Studium nicht weitergeführt?», «Wieso hast du deinen Freund nicht besser behandelt?», «Du solltest einen Plan für dein Leben haben.» Sie machten ihr auch Vorwürfe, wie sie ihr Studium anging. Dies verschlechterte Carolins Zustand, zumal sie keinen Ausweg sah. Sie konnte zu Hause in dieser Atmosphäre nicht weiterleben, aber sie konnte auch sonst nirgendwo hin – zumindest schien es ihr so. Immer öfter dachte sie daran, sich das Leben zu nehmen. Ein wenig half ihr die Musik darüber hinweg, doch war dies mit Melancholie verbunden, da sie ja an ihrem Musikstudium gescheitert war. Sie begann eine ambulante Psychotherapie, und ihr Therapeut regte an, dass ihre Eltern einmal mitkommen sollten. In dieser Sitzung wurden die Eltern gewahr, welche privilegierte Position sie im Leben ihrer Tochter hatten und wie wenig sinnvoll es war, Carolin Vorwürfe zu machen. Als Botschaft nahmen sie mit, ihre Tochter bedingungslos anzunehmen, so wie sie war, und ihr ohne eigene Werturteile einfach nur zuzuhören, genau hinzuhören, worunter sie litt, was sie bewegte, wo sie stand und was sie wollte.

Viele Eltern, die eine Tochter oder einen Sohn mit einer Essstörung haben, kommen irgendwann an einen Punkt, an dem sie zweifeln, ob es den Aufwand wert ist, weiter auf die Essstörung ihres Kindes einzugehen, zumal wenn dies zu Lasten der Geschwister geht. Manche Eltern beginnen, sich von ihrer Tochter abzuwenden. Einige wenige gehen schließlich sogar so weit, die Betroffene überhaupt nicht mehr zu unterstützen und sie aus dem Haus zu werfen. «Wir sehen, dass in unserem Beisein die Symptome nicht besser werden, allenfalls schlechter. Wir können nicht weiter zusehen, wie die Essstörung das Familienleben ruiniert, die Ehe kaputtmacht und die Beziehung zu unseren anderen Kindern beeinträchtigt.» Dies ist eine Alles-oder-Nichts-Reaktion. Sie ist nachvollziehbar, aber kompromisslos. Sie ist nicht im Sinne des Gleichnisses vom verlorenen Sohn.

Häufiger ist es jedoch wie im Fall Carolins, dass das Gleichnis vom verlorenen Sohn den Eltern hilft, sich zu freuen, ihre «verlorene Tochter» zurückzugewinnen, wenn sie lernen, ihr zuzuhören und auf ihre Bedürfnisse und das, was sie wirklich fühlt, zu achten, ohne dass die Essstörung alle Gespräche in der Familie dominiert.

Jugendliche werden erwachsen. Als Erwachsene gründen sie irgendwann eine eigene Familie. Die Ablösung von der Herkunftsfamilie ist bei uns die Regel. Bei einer anorektischen oder bulimischen Essstörung kann es, wenn die Zeit dafür reif ist, auch sinnvoll sein, auf eine Trennung hinzuarbeiten – sei es von der Herkunftsfamilie, sei es vom Partner. Magersüchtige, die eine Partnerschaft eingehen, solange sie (noch) sehr untergewichtig sind, erkennen später meist, dass dies eher eine Zweckgemeinschaft in der damaligen Situation war. Wenn die Magersüchtige ihre Essstörung überwunden hat, hat diese Beziehung meist keinen Bestand mehr.

Rechtzeitig mit der Betroffenen reden

Was können Sie tun, um der Betroffenen zu helfen, mit den körperlichen und seelischen Veränderungen in der Pubertät klarzukommen? Hier einige Regeln:

- Sagen Sie ihr nicht, wie sie sich zu fühlen hat, sondern fragen Sie sie, wie sie sich fühlt.
- Geben Sie ungefragt zu, wenn Sie befangen sind. – Sie wirken dann glaubwürdiger, wenn Sie trotzdem offen sprechen.
- Wissen Sie nicht (mehr) genau, welche körperlichen Veränderungen in der Pubertät stattfinden, beschaffen Sie sich ein oder mehrere Bücher darüber. Sie können mit dem Mädchen auch über das Buch sprechen oder es ihr zum Selberlesen geben.
- Sprechen Sie rechtzeitig über die erste Menstruationsblutung – bevor diese eintritt und bevor Ihre Tochter danach fragt. Bleiben Sie bei den Fakten und halten Sie sich mit Bewertungen zurück. Wenn das Mädchen Ihnen über ihre erste Regelblutung berichtet, können Sie die Bedeutsamkeit dieses Ereignisses durch eine kleine gemeinsame Unternehmung unterstreichen (Essen, Spaziergang). Leidet Ihre Tochter vor oder während der Regelblutung unter Krämpfen und Stimmungsschwankungen, sprechen Sie als Frau offen darüber und erzählen Sie von Ihren Erfahrungen. Lassen Sie erkennen, dass es wieder vorbeigeht und durch die Hormone erklärbar ist. Es zeigt, dass alles ganz normal funktioniert.
- Sagen Sie nicht einfach: «Wann immer du Fragen hast, kannst du zu mir kommen.» Viele Jungen und Mädchen sind zu ängstlich oder unsicher, um von sich aus zu Ihnen zu kommen. Suchen Sie nach einer geeigneten Zeit für Sie beide, in der Sie in Ruhe über die Dinge sprechen können. Fragen Sie Ihre Tochter, ob es in Ordnung ist, wenn Sie ihr ein paar Dinge zur körperlichen Entwicklung in der Pubertät erzählen.
- Seien Sie offen gegenüber dem Mädchen, wenn sie Probleme hat, ihren sich verändernden Körper zu akzeptieren. Nur zu sagen, «das ist ganz normal», könnte den Eindruck erwecken, dass Sie die Sorgen nicht ernst nehmen. Wenn Sie sie fragen: «Wie fühlst du dich mit deinem Körper, so wie er jetzt ist?», und sie antwortet: «Ich fühle mich eklig und habe Angst, zu dick zu werden», gehen Sie auf die Befürchtungen ein. Sie könnten beispielsweise sagen: «Früher hattest du den Körper eines Kindes. Wie alle Kinder wächst du und wirst größer, wirst eine Jugend-

liche und schließlich eine erwachsene Frau. Gib dir Zeit, deinen Körper zu akzeptieren, der für eine Jugendliche – wie ich es sehe – ganz normal ist.»

- Fürchtet das Mädchen, ihre Proportionen würden nicht stimmen und sie sei an einer bestimmten Körperstelle (z. B. an den Oberschenkeln) zu dick und müsse deshalb fasten, dann könnten Sie ihr vermitteln: «Jeder Mensch ist anders gebaut, und Schönheitsideale ändern sich mit der Zeit. Auch wenn die Figur heutzutage bedeutsam ist, ist sie nicht alles, was im Leben zählt. Als Teenager zu fasten oder einseitige Diäten zu machen, führt dazu, dass dem Körper Nährstoffe fehlen, die für einen gesunden Stoffwechsel und ein gesundes Wachstum wichtig sind. Dadurch können Knochen, Muskeln und innere Organe dauerhaft Schaden nehmen.»
- Man kann Fasten und Diätmachen als eine Form der Selbstbehandlung betrachten. Jugendliche und Erwachsene tun dies gelegentlich mit Alkohol oder Drogen. Zwanghaftes Fasten oder Diäthalten kann bei depressiven, übermäßig ängstlichen oder extrem angespannten Menschen eine ähnliche Wirkung haben. In dem überschaubaren Kosmos von Essen, Figur und Gewicht mag die Jugendliche vielleicht vorübergehend alles unter Kontrolle haben, was kurzfristig ihr Selbstwertgefühl stärken kann. Andererseits isoliert dauerndes Fasten und Diätmachen sie von anderen Menschen, sie wird einsamer, mittelfristig nimmt ihr Selbstwert weiter ab und Depressionen oder Ängste werden schlimmer. Daher sind zwanghaftes Fasten oder Diätmachen Sackgassen.
- Kann die Betroffene nicht mit ihren Eltern oder ihrem Partner über ihre Probleme sprechen, ermutigen Sie sie, mit einer anderen Person ihres Vertrauens zu reden. Dies kann ein Angehöriger, ein Freund oder ein Therapeut in einer Beratungsstelle, Praxis oder Ambulanz sein.

Aktiv Zuhören

Wie beginne ich ein Gespräch mit der Betroffenen? «Ratschläge sind auch Schläge», sagt ein therapeutisches Sprichwort. Wenn wir mit anderen Menschen reden, hören wir oft nur wenig darauf, was der andere wirklich sagen will. «Eigentlich geht es mir nicht schlecht», kann auch heißen: «Im Grunde geht es mir sehr schlecht.» Um das zu verstehen, muss man jedoch sehr genau zuhören, nicht nur auf die Worte, sondern auch auf den Klang der Stimme achten, hinschauen, beobachten, nachfragen und die Äußerungen interpretieren. Im Laufe ihres Lebens lernen Menschen bestimmte Regeln, die sie selbst mehr oder weniger beachten und die sie ihren Kinder weitergeben: Bohr nicht in der Nase! Trink nicht aus der Flasche! Zapple nicht herum, wenn du mit anderen redest! Viele dieser Regeln mögen in manchen Situationen sinnvoll sein, aber sie schränken den anderen auch ein und bevormunden ihn. Als Carolin nach Hause kam, war sie nicht in der Verfassung, Ratschläge konstruktiv aufzunehmen. Sie suchte Eltern, die ihr wirkliches Verständnis entgegenbrachten.

Ich-Botschaften. Wichtig beim aktiven Zuhören ist es, selbst in der «Ich-Form», nicht in der unpersönlichen «Man-Form» zu sprechen. «Das tut man nicht», ist abstrakt. Mit dieser Aussage bezieht man keine Stellung. «Ich selber würde mir an deiner Stelle überlegen, welche annehmbaren Alternativen zum Musikstudium es für mich gibt», ist eine «Ich-Botschaft». Sie ist glaubhafter und authentischer.

Vorsicht mit Werturteilen. Wichtig ist auch, dass Sie sich mit Werturteilen zurückhalten. Hören Sie einfach zu. Lassen Sie die Worte des anderen auf sich wirken, ohne sie gleich zu kommentieren. Nehmen Sie die Betroffene ernst und versuchen Sie, sie zu verstehen. Wenn Sie ihre Ausführungen kritisieren, ihr Widersprüche aufzeigen oder sagen, dass das nicht der rechte Weg sein kann, sind Sie in die Falle der Wertungen gestolpert. Besser ist es, in eigene Worte zu fassen, was Sie verstanden haben. Ihr Gegenüber kann dann Ihrer Aussage zustimmen, sie klarstellen oder ergänzen, was zum Verständnis noch fehlt.

Was vielleicht einfach klingt, kann in der Umsetzung durchaus kompliziert sein: Als Carolin erzählte, dass ihr Freund wegen einer anderen mit ihr Schluss gemacht habe, antwortete ihr Vater: «Das ist gar nicht so schlimm. Wer weiß, wofür es vielleicht gut ist?», und unterstrich dies damit, dass ihm als Student auch so etwas passiert war, er dann aber die Mutter kennenlernte und so doch alles sein Gutes hatte. Damit bewertete er Carolins Schmerz als «nicht so schlimm». Dies wird Carolin jedoch kaum getröstet haben. Wichtiger wäre es, dass die Eltern ein «Resonanzboden» dafür sind, dass es sehr weh tut, einen geliebten Menschen zu verlieren – was der Vater auch am eigenen Leib erfahren hat. Der Verlust tut doppelt weh, wenn der Freund sich einer anderen zuwendet. Bei einem voreiligen Ratschlag, «Vergiss ihn einfach», fühlt sich die Betroffene nicht verstanden und nicht ernst genommen.

Geteiltes Leid. Aktives Zuhören erleichtert es dem anderen, über seine Betroffenheit und seine Gefühle zu sprechen, auch wenn es ihm schwerfällt. Selbst von unserem Hund, der keine Ratschläge geben kann, können wir als Zuhörende lernen: die Betroffene anschauen, ihr zuhören, nicht werten und sie ermutigen weiterzusprechen, besonders dann, wenn sie über ihre Gefühle spricht. Im Volksmund heißt es: «Geteiltes Leid ist halbes Leid». Man könnte auch sagen: «Anderen Menschen *mit*geteiltes Leid ist halbes Leid.» Wenn wir anderen Menschen unseren Kummer mitteilen, diese unser Leid verstehen und mit uns und unserer Situation mitfühlen, so geschieht ein Wunder. Wenn wir anderen unser Herz ausschütten, wird es tatsächlich leichter, ohne dass der andere die Last unseres Leides auf sich zu nehmen braucht. Ein Teil des Leids verflüchtigt sich einfach. Wenn die Betroffene sich in ihrem Schmerz offen mitteilen kann und sich verstanden und angenommen fühlt, verringert er sich. So können Sie sie durch aktives Zuhören entlasten.

Dem anderen die Verantwortung lassen. Einige Menschen meinen, sie müssten dem anderen seine Last abnehmen und sie selbst tragen. Dies ist beim sogenannten «Helfersyndrom» der Fall. Auch einige Mütter und Väter tragen die Lasten ihrer Kinder mit sich herum (siehe Känguru-Modell, Abb. 6, S. 48). Dies ist nicht sinnvoll. Sinnvoll ist es zwar, dem anderen wirklich zuzuhören und sich zu bemühen, ihn zu verstehen. Wichtig ist es allerdings, es dem anderen zu überlassen, die richtige Lösung für sich zu finden. Aktives Zuhören meint nicht, die Verantwortung für die Probleme eines anderen zu übernehmen.

Als Carolin nach den Therapiesitzungen noch einmal mit ihren Eltern über ihre Studiensituation sprach, hatten diese dazugelernt und aufgehört, ihr vorzuschreiben, was sie studieren solle. Sie hörten ihr einfach zu. Carolin überlegte, welche Vorteile es hätte, doch mit dem Musikstudium weiterzumachen. Sie zog aber auch andere Interessen und Begabungen in Betracht. Eine Banklehre erschien ihr nicht so spannend. Aber sie merkte, dass sie sich mit dem Gedanken anfreunden könnte, als Pädagogin tätig zu sein. Schließlich fiel ihr im Gespräch mit den Eltern ein, dass eine frühere Schulfreundin von ihr Pädagogik studierte. Sie beschloss, mit ihr Kontakt aufzunehmen, um Näheres über das Studium und die Arbeitssituation als Lehrerin zu erfahren. Auch fiel ihr ein, dass sie eine jüngere Tante hatte, die Lehrerin war. Die Eltern ermutigten sie, auch mit ihr Kontakt aufzunehmen, machten ihr aber keinen Druck. So konnte sie mit beiden über deren Erfahrungen als Lehrerin sprechen und sich selbst ein Bild davon machen.

Vertrauen. Beim aktiven Zuhören ist auch wichtig, was *nicht* gesagt wird. Wenn die Eltern von Dritten wissen, dass Carolins Freund sie verlassen hat, sie selbst aber davon nichts erzählt, so ist auch dies eine Aussage. Es könnte sein, dass sie Angst hat, mit ihren Eltern über persönliche Dinge zu sprechen. Vielleicht befürchtet sie, sie könnten die von ihr erfahrene Kränkung nicht verstehen. Vielleicht fürchtet sie, die Eltern könnten anderen erzählen, was passiert ist, und das wäre ihr peinlich. Wenn Carolin von sich aus nicht von der Trennung erzählt, sollten die Eltern sich nicht aufdrängen. Sie könnten Carolin jedoch ermutigen, mit einer Freundin oder einer anderen Vertrauensperson darüber zu sprechen – es muss nicht mit den Eltern sein. Wichtig ist, dass Carolin mit jemandem über das spricht, was sie bewegt. Dass sie sich nicht ganz in ihrem Herzen einschließt und innerlich verbittert. Wenn Carolin im Gespräch die Trennung selbst anspricht, ist dies eine Gelegenheit für die Eltern, vorsichtig nachzufragen. «Willst du darüber sprechen, was zwischen euch passiert ist? Was immer du uns sagst, wir werden es für uns behalten.» Wichtig ist es, sich als Zuhörer vertrauenswürdig zu verhalten. Vertrauliche Teile des Gesprächs sollten Sie auch wirklich für sich behalten.

Fingerspitzengefühl. Eltern benötigen viel Fingerspitzengefühl. Jugendliche können sehr verletzbar und empfindlich sein. Eine ungeschickte, wertende Bemerkung («Ich habe ja gleich gewusst, dass das nicht der richtige Freund für dich ist.») kann eine offene Kommunikation im Keim ersticken. Wenn die Betroffene nur Fakten erzählt, aber nicht von ihren Gefühlen spricht, findet kein offenes Gespräch statt und das aktive Zuhören ist nicht erfolgreich. Stellen Sie sich vor, die Betroffene berichtet: «Am Anfang des Monats war ich bei der Zulassungsstelle und später begann dann der Unterricht. Alle Auszubildenden waren sehr nett. Irgendwann hatte ich keine rechte Lust mehr auf das Studium.» Diese Mitteilung enthält keine Gefühle oder Betroffenheit. Es handelt sich um eine reine Beschreibung. Um ihre Tochter besser zu verstehen, könnten die Eltern nachfragen: «Wie kam es, dass dir das Studium auf einmal keinen Spaß mehr machte?», «Was ist passiert?», «Was hat dich veranlasst, über den Wechsel des Studienfachs nachzudenken?», «Was führte zu dieser Veränderung?», «Was ging in dir vor, als du keine Lust mehr auf das Studium hattest?» Ein offenes Gespräch findet erst statt, wenn die Betroffene über ihre Bedürfnisse und Gefühle spricht und Sie aktiv zuhören. Ermuntern Sie die Betroffene, offen zu sprechen. Versuchen Sie, sie zu verstehen. Machen Sie keine wertenden Äußerungen.

Verhalten Sie sich, wie der Vater des verlorenen Sohnes, machen Sie ihr weder Vorwürfe noch Schuldgefühle. Hören Sie einfach zu und versuchen Sie zu begreifen, was im Herzen der Betroffenen vor sich geht. Versuchen Sie zu verstehen, welche Verletzungen sie erfahren hat, welchen Schmerz sie hat, welchen Kummer sie empfindet. Sie wird dankbar sein, wenn Sie da sind, wenn sie mit Ihnen reden will, und wenn Sie sie verstehen. Sie wird dankbar sein, wenn sie Ihnen ihre Bedürfnisse und Gefühle mitteilen und über Schmerz und Verletzungen reden kann. Eltern sind in der einzigartigen Situation, einfach nur für ihre Kinder da sein zu können, ohne Wertungen und ohne Ratschläge.

Nicht maßregeln. Eltern wollen natürlich das Beste für ihre Kinder. Manche Eltern neigen deshalb dazu, das, was ihnen wichtig ist, ihren Kindern regelrecht «einzutrichtern». Weicht dann beispielsweise die Tochter von dem Weg ab, den die Eltern für sie vorgesehen haben, kann dies dazu führen, dass die Eltern sie maßregeln und Wertungen abgeben: «Wir haben dir gleich gesagt, dass das nicht gut gehen kann», «Das war von Anfang an nicht das richtige Studium für dich», «Schon als wir deinen Freund das erste Mal vom Bahnhof abgeholt haben, haben wir dir gesagt, dass er nicht der richtige Umgang für dich ist». Solche Bemerkungen würgen jedes Gespräch ab und verhindern, dass die Tochter sich frei äußern und sich selbst finden kann. Sie wird sich dann zunehmend in sich zurückziehen. Je mehr sich die Betroffene verschließt, umso «bohrender» werden jedoch häufig die Nachfragen der Eltern. Sie meinen es gut und sind der Ansicht, sie befolgen die Regeln des aktiven Zuhörens und Konfrontierens, wenn sie sagen: «Jetzt sag' uns endlich, was zwischen dir und deinem Freund passiert ist.» Die Tochter wird jedoch verunsichert durch die «bohrende Fragerei» der Eltern. Sie musste sich ja vorher schon Ratschläge und Werturteile anhören. Vielleicht gelingt es den Eltern auch, Antworten aus ihr herauszupressen. Allerdings würde dies kaum zu echtem Verständnis führen, sondern nur zu ihrer «Überführung» («Wir haben es ja schon immer gesagt»). Dies ist mit aktivem Zuhören und offener Kommunikation jedoch nicht gemeint.

Den anderen so annehmen, wie er ist. Eltern und Betroffene wissen intuitiv, dass das gestörte Essverhalten mit einem mangelnden Selbstwertgefühl zu tun hat. Sie wissen, dass es letztlich nicht ums Essen, sondern um Selbstvertrauen und Selbstwertgefühl geht und dass es deswegen auch keinen Sinn hat, auf dem Kind «herumzuhacken», sondern dass es wichtig ist, die Betroffene anzunehmen, wie sie ist. Manchen Betroffenen fällt es schwer, ihren Eltern, Verwandten oder Freunden ihre Bedürfnisse und Gefühle überhaupt mitzuteilen.

Stellen wir uns vor, Carolin kommt – nachdem sie ihr Studium abgebrochen hat – zurück ins Elternhaus und ist offensichtlich traurig und depressiv. Sie sagt, sie brauche eine Auszeit, ist aber nicht bereit, über die Themen, die sie bedrücken, zu sprechen. Weder sucht sie einen Arzt oder Therapeuten auf, noch spricht sie mit den Eltern oder Freunden darüber. Sie scheint es einfach totzuschweigen. Ihr Essverhalten verschlechtert sich jedoch wieder, und die Eltern bekommen es hautnah mit. Sie sagen Carolin, dass sie sich Sorgen um ihr Essverhalten machen, aber Carolin leugnet, dass sie mit dem Essen Probleme hat.

Die Eltern sprechen sie darauf an, dass sie nach dem letzten Mittagessen gehört haben, wie sie sich auf der Toilette erbrach. Carolin reagiert abwehrend: «Haben wir nicht alle einmal Zeiten, in denen es uns schlechter geht?» Als die Eltern versuchen, beim Thema zu bleiben, sagen, dass es so nicht weitergehen kann, und Carolin bitten, einen Therapeuten aufzusuchen, erwidert sie: «Ich bin erwachsen. Das geht euch nichts an.»

Was können Angehörige, Partner oder Freunde an diesem Punkt tun? Die Betroffene hat sich offensichtlich verrannt. Für alle Beteiligten ist es nun wichtig, offen zu sein. Vielleicht ist es sinnvoll, das Gespräch zu vertagen. Dann ist es gut, einen Zeitpunkt und das Thema zu vereinbaren: «Lass uns morgen nach dem Abendessen über deine Situation sprechen.» Ob es dann gelingt, wird auch stark von den Eltern abhängen, von ihrer Offenheit gegenüber ihrer Tochter, ohne sie oder ihr Handeln zu bewerten. Sie könnten sagen: «Ich nehme an, dass es nicht leicht ist, über deine Situation und deine Gefühle zu sprechen. Es kann dich erleichtern, mit uns darüber zu sprechen». Manchmal ist die Beziehung zwischen Kind und Eltern jedoch über die Jahre so eingefahren, dass sich die Betroffene schwertut, ihren Eltern wieder zu vertrauen. Es kann dann sinnvoll sein, die Betroffene zu ermutigen, das Gespräch mit anderen Menschen zu suchen.

Was für Gespräche zwischen Betroffener und Eltern gilt, gilt auch für Gespräche zwischen Partnern. Auch hier können sich ähnliche Muster entwickelt haben. Vielleicht bedarf es nur eines Hinweises des Partners und die Betroffene spricht über das, was sie bedrückt. Vielleicht aber fühlt sie sich seit Jahren von ihrem Partner so unter Druck gesetzt, dass sie sich nicht öffnen kann. Dann wäre es sinnvoll, dafür zu sorgen, dass ein offenes Gespräch mit einem anderen Menschen ihres Vertrauens stattfindet: mit einer Freundin, einem nahen Verwandten oder einem Therapeuten.

Kann ich der Betroffenen vertrauen?

Ich hatte bereits darauf hingewiesen, dass es sinnvoll ist, sich vorzustellen, die Betroffene sei aus zwei Teilen zusammengesetzt: einem gesunden Anteil (die Person) und einem kranken Anteil (die Essstörung) (vgl. Abb. 3, S. 13). Sowohl für Angehörige als auch für Therapeuten ist es hilfreich, sich dies immer wieder vor Augen zu führen. Im Streit mit der Betroffenen ist es wichtig zu wissen, ob Sie sich gerade mit der Person oder mit «der Essstörung» streiten. Wenn Sie genügend darüber wissen, was eine Essstörung ist und wie eine Essstörung «denkt», wird es einfacher, damit umzugehen, und Sie strapazieren nicht unnötig Ihre Nerven und die der Betroffenen. Eine Essstörung mag einfallsreich sein in der Vielfalt der Gedanken und Verhaltensweisen, in der sie ihre Ziele kundtut. Der Grundgedanke einer Essstörung ist jedoch sehr schlicht und einfach: Sie will, dass möglichst wenig Kalorien zugeführt und möglichst viele Kalorien verbraucht werden, damit die Betroffene möglichst dünn wird oder bleibt. Auf diesen Grundgedanken lassen sich alle Variationen an Gedanken und Handlungen einer Essstörung zurückführen. Die Betroffene hungert oder macht Diäten, um weniger Kalorien zu sich zu nehmen. Sie erbricht, um zugeführte Kalorien wieder loszuwerden. Sie isst Joghurt mit niedrigem Fettanteil, weil dieser wenig Kalorien hat. Hinsichtlich der Essstörung ist die Betroffene nicht sehr vertrauenswürdig. Es hängt allerdings davon ab, wie schwer die Essstörung ist. Anders ist mit der Vertrauenswürdigkeit der Person selbst. Hier gilt, was für alle normalen Menschen gilt. Manchmal mögen wir nicht ganz aufrichtig sein, aber vorwiegend sind wir es schon. Die meisten Menschen mit einer anorektischen oder bulimischen Essstörung sind sehr vertrauenswürdige Menschen – solange es nicht um Dinge geht, die Essen, Nahrung, Figur und Gewicht betreffen. In diesem Fall lassen Sie besser Vorsicht walten. Wenn es um andere Themen geht, können Sie der Betroffenen jedoch wie immer vertrauen.

Essen mit einer Essgestörten

Wie verhalten Sie sich, wenn Sie mit einem essgestörten Mädchen oder einer essgestörten jungen Frau zu Hause oder auswärts essen? Gemeinsame Mahlzeiten sind in der Regel Zeiten der Hochspannung. Was tun Sie, wenn die Betroffene überhaupt nichts isst? Was tun Sie, wenn sie zwar etwas auf dem Teller hat, es aber kaum anrührt? Schauen Sie zu und tun nichts? Hauen Sie auf den Tisch und sagen: «So geht's nicht!»?

Es ist nicht nötig, dass sich Partner, Familie oder Freunde im Alltag der Essstörung der Betroffenen anpassen. Sie sollten so essen, wie Sie es sonst auch tun. Es nützt nichts, das eigene Essen wegen der Betroffenen umzustellen. Konflikte, die bei Tisch wegen des Essverhaltens der Betroffenen entstehen, sollten Sie nicht während des Essens besprechen. Beobachten Sie, was ist, und bringen Sie das Essverhalten – gegebenenfalls im Beisein eines Psychotherapeuten – zu einem späteren, vereinbarten Zeitpunkt zur Sprache. Schildern Sie dabei auch Ihre Gefühle. Trennen Sie das Essen von den Gesprächen über das Essverhalten. Im Moment ist es besser, wenn die Betroffene Magerquark isst als gar nichts. Langfristig geht es natürlich darum, andere Lösungen zu suchen. Aber: beim Essen selbst keine Kommentare über Mengen und Zusammenstellung des Gegessenen. Über Essen und Essverhalten getrennt vom Essen zu einem anderen Zeitpunkt reden. Oft ist das eine Gratwanderung zwischen Rücksichtnahme auf bestehende Ängste der Betroffenen und der Notwendigkeit, das Familienleben nicht gänzlich der Essstörung der Betroffenen unterzuordnen.

Die Väter im Hintergrund

Über die Mütter von Mädchen mit einer Essstörung wurde viel geschrieben und diskutiert. Zur Rolle und Bedeutung der Väter gibt es jedoch so gut wie keine wissenschaftliche Literatur, sondern nur einzelne Beobachtungen und Erfahrungen von Ärzten und Therapeuten. Es gibt das Klischee des persönlich oder emotional abwesenden Vaters (und der überfürsorglichen Mutter). Dies trifft jedoch auf die meisten Familien mit einem essgestörten Kind *nicht* zu. Dennoch kommen wir in unserem Klinikalltag und in den Workshops mit Betroffenen und Angehörigen immer wieder auf das Thema «Väter» zu sprechen. Meist sind es die Betroffenen, die im Laufe ihrer Therapie irgendwann den Wunsch äußern, mehr Zeit mit ihrem Vater zu verbringen, stärker von ihm wahrgenommen zu werden und ihn selbst emotional mehr wahrzunehmen. Von außen betrachtet kommt dies einer Liebeserklärung gleich. Doch den meisten Vätern fällt es schwer, dies auch so zu verstehen und sie so anzunehmen. Manche Väter sind emotional zu weit von ihrer Tochter entfernt, deren Erziehung hauptsächlich die Mutter übernimmt. Andere Väter befürchten eine Falle oder hören aus diesem Wunsch den Vorwurf heraus, sie hätten sich zu wenig um ihre Tochter gekümmert und deshalb sei sie jetzt essgestört, auch wenn die Betroffene dies weder sagt noch meint. Bei vielen Vätern zeigt sich eine gewisse Hilflosigkeit, mit ihren eigenen Gefühlen offen umzugehen. Viele Väter sind noch nach dem Motto erzogen worden, «ein Indianer kennt keinen Schmerz», und werden nun in einem Familiengespräch oder einem Seminar für Betroffene und Angehörige auf einmal aufgefordert, ihre Gefühle wahrzunehmen und zu beschreiben, was sie fühlen.

Allerdings sind auch die Betroffenen oft sehr unsicher, wie sie persönlicher mit ihrem Vater sprechen könnten. Persönliche Gespräche zwischen Tochter und Vater unter Anleitung eines Therapeuten können zu konkreten Vereinbarungen oder einer Verabredung führen: «Nächsten Sonntag gehen Papa und ich zusammen in den Zoo und versuchen, einfach Spaß zu haben.» Das Verhältnis zwischen Tochter und Vater kann sich zunehmend entspannen, die Väter verlieren ihre Unsicherheit und ihre Angst davor, Gefühle zu zeigen, und es kann zu positiven Veränderungen in der Beziehung zueinander kommen. Ähnlich wie im Gleichnis vom verlorenen Sohn mag es sein, dass der Vater seine Tochter wiederfindet, und vielleicht entdeckt er erstmals, wie viel sie ihm bedeutet.

6.4 Was tun als Hausarzt, Lehrer, Nachbar, Partner oder Freund?

Viele Ausführungen in den vorangegangenen Abschnitten richten sich an die Eltern oder an die Kernfamilie. Hausarzt, Lehrer, Nachbar, Partner, Freund oder Freundin stehen in einer anderen Beziehung zur Betroffenen. Sinngemäß treffen die bisherigen Aussagen allerdings auch für diese zu. Auch als Hausarzt, Lehrer, Nachbar oder Freund ist es wichtig, das Wesen einer Essstörung zu verstehen und sowohl die Betroffene als auch die unmittelbar Angehörigen wertschätzend zu behandeln. Gefragt sind auch hier aktives Zuhören ohne Wertungen, das Bemühen zu verstehen und der Ausdruck von Mitgefühl oder Einfühlung. Voreilige Ratschläge sind unangebracht. Das bedeutet nicht, dass Wissen und Erfahrungen nicht eingebracht werden könnten. Es soll nur nicht verwendet werden, um den anderen mit Ratschlägen zu erschlagen, sondern um ihn aufzubauen.

6.5 Was tun als Betroffene?

Die in diesem Kapitel angesprochenen Möglichkeiten, konstruktiv mit Essstörungen umzugehen, gelten auch für Betroffene. Die Betroffene sollte es nicht «einklagen», von ihrer Familie wie im Gleichnis vom verlorenen Sohn ohne Wenn und Aber wieder angenommen zu werden. Sie kann ihren Dank ausdrücken für das entgegengebrachte Verständnis. In Abschnitt 6.3 ging es darum, dass die anderen rechtzeitig auf die Betroffene zugehen und mir ihr reden sollen. Umgekehrt gilt für die Betroffene: Sprich mit deinen Eltern, deinem Freund oder einer Freundin über deine Essstörung, auch wenn es dir sehr schwer fallen mag. Lass dich nicht von der Essstörung dazu verleiten, sie zu verheimlichen. Wenn die Karten auf dem Tisch liegen, ist es für alle viel leichter, dabei zu helfen, die Essstörung zu besiegen. Warte nicht zu lange, weil du das Gefühl hast, es ist nicht der richtige Zeitpunkt oder weil Angehörige und Freunde zu beschäftigt erscheinen. Sag ihnen, was zu sagen ist. Sag es klar und eindeutig und lass die anderen auch wissen, wie wichtig das Thema für dich ist. Überwinde deine Scham, über die Essstörung zu reden. Sprich nicht in Rätseln über die Essstörung. Sei offen gegenüber den Anregungen, die dann kommen mögen. Du musst nicht das Erstbeste tun. Wenn du selbst den Mut hast, offen zu sein und die Initiative zu ergreifen, zeigst du damit, dass du gewillt bist, nach Lösungen zu suchen. Wenn du selbst in die Offensive gehst und dich zu deiner Essstörung bekennst, verhinderst du damit, dass Notsituationen entstehen, in denen du keinen Einfluss mehr darauf hast, was mit dir geschieht. Kein Arzt kann dich zwangsweise in eine Klinik einweisen, wenn du den Mut hattest, offen über deine Essstörung zu reden. Es wird dann eher darum gehen zu überlegen, was dir helfen könnte, zum Beispiel ein Buch über Essstörungen lesen, eine Beratungsstelle für Essstörungen aufsuchen oder eine Psychotherapie machen. In all diesen Fällen kannst du in deinem bisherigen Umfeld bleiben und musst nicht die Schule, die Ausbildung oder deine Berufstätigkeit durch einen gewollten oder ungewollten Klinikaufenthalt unterbrechen.

Betroffene sehen selbst, dass «zwei Seelen in ihrer Brust» sind, zum einen die Essstörung, zum anderen ihre eigene Seele. Ihre eigene Seele ist so vertrauenswürdig, wie sie vor der Essstörung war. Der Seele der Magersucht ist nicht zu trauen, wenn es um Themen der Nahrungszufuhr, Kalorien, Essen, Figur und Gewicht geht.

6.6 Hungerstreik, Macht und Ohnmacht

Mahatma Gandhi hat durch seinen Hungerstreik mit dazu beigetragen, dass die Kolonialmacht Großbritannien die Kolonie Indien in die Freiheit entließ. Beispiele für Hungerstreiks in der Politik gibt es viele. Ein Hungerstreik kann enorme Sprengkraft haben. Wenn eine Heranwachsende inmitten ihrer Familie und Freunde zu hungern beginnt und stark abnimmt, so ist dies gegenüber denjenigen, die für sie sorgen, eine extreme Provokation – ein Selbstmord auf Raten. Einer solchen Herausforderung mit Gewalt zu begegnen, ist sinnlos, auch wenn dieser Gedanke naheliegend scheint. Weder als Vater oder Mutter noch als Freund oder Therapeut ist ein Machtkampf gegen eine Magersüchtige, die entschlossen ist, notfalls bis zum Letzten, bis zu ihrem Tod, zu fasten, zu gewinnen.

Sabine war aus der damals noch existierenden DDR in den Westen geflohen. Ihr Vater war bei einem früheren Fluchtversuch erschossen worden. Bereits vor der Flucht hatte sie eine leichte Magersucht entwickelt. Nach der Flucht wurde diese jedoch so schlimm, dass sie zur stationären psychotherapeutische Behandlung in eine sehr gute Klinik kam. Nachdem sie dort aber viele Wochen lang nicht zunahm, platzte dem damaligen Chef der Abteilung der Kragen. Er ordnete an, dass Sabine entweder in eine Internistische Klinik «zum Auffüttern» oder auf eine geschlossene psychiatrische Station einer anderen Klinik zu verlegen sei.

Es kam zu einem Machtkampf. Sabine wog zu dieser Zeit nur noch 32 kg, aber sie bestand darauf, aus der Klinik entlassen zu werden. Sie verstand nicht, was los war, warum es plötzlich zu dieser Anordnung gekommen, war, aber sie merkte, dass man mit aller Gewalt ihr Verhalten eingrenzen wollte, und sah sich (und wohl auch ihre Magersucht) bedroht. Vor allem aber fühlte sie sich von ihrer unmittelbaren Therapeutin im Stich gelassen und gekränkt. Sie hatte ihr vertraut und sah sich plötzlich mit einer derartigen Nachricht konfrontiert, die allem widersprach, was bisher an unterstützender Therapie stattgefunden hatte.

Im Prinzip wäre es bei einem derart lebensbedrohlich niedrigen Gewicht möglich gewesen, eine Unterbringung auch gegen Sabines Willen zu erwirken. Alternativ und längerfristig gedacht hätte auch eine Betreuung eingerichtet werden können. Dabei wird über das Amtsgericht ein Betreuer bestellt, der dann darüber entscheidet, wo und wie eine Behandlung stattzufinden soll. Beide Möglichkeiten hätten Sabines Rechte kurz- oder längerfristig eingeschränkt. Beides wollte Sabine auf keinen Fall.

Andererseits wäre unter diesen Umständen eine Therapie auf einer geschlossenen Station in der Psychiatrie oder eine Verlegung in eine internistische Abteilung «zum Auffüttern» wohl nur kurzfristig erfolgreich gewesen. Sabine hätte sich wahrscheinlich aus der Klinik «herausgegessen», um anschließend sofort wieder abzunehmen und ohne die Magersucht wirklich hinter sich zu lassen. Glücklicherweise gelang es jedoch, den Machtkampf zu entschärfen.

Sabines Therapeutin schenkte ihr Vertrauen, und man gab ihrer (von der Magersucht diktierten) nachdrücklichen Forderung: «Ich will entlassen werden!» nach. In einem ausführlichen Gespräch wurde dann aber auch festgelegt, wie es nach der Entlassung weitergehen sollte. Magersüchtige sind sehr glaubwürdige Menschen. Menschen, die andere beim Wort nehmen, aber auch selbst Wort halten. Sabine hatte verlangt, entlassen zu werden. Sie hatte nichts über ihre Wünsche und Pläne für danach gesagt. Sie war daher offen für Vereinbarungen für die Zeit nach der Entlassung. In ihrem Kampf um Macht war es für sie wichtig zu erfahren, dass sie wirklich entlassen wurde. Sabine hatte nur einen entfernten Onkel. Er lebte in einer kleinen westdeutschen Stadt und hatte sie noch nie gesehen. Bei ihm wollte sie die nächste Zeit verbringen. Deshalb wurde vereinbart, sie für zirka 10 Tage aus der Klinik zu entlassen. Danach sollte sie wieder in die Klinik zurückkehren. Um die Neuigkeit der Behandlung zu unterstreichen, wurde auch ein Therapeutenwechsel vereinbart, und sie wusste bereits, welchen Therapeuten sie danach bekommen sollte.

Indem der zentralen Forderung Sabines: «Ich will entlassen werden!», entsprochen wurde, wurde der Weg frei für weitere Schritte. Nach ihrer Rückkehr in die Klinik verlief die Therapie sehr gut. Sabine arbeitete sehr gut mit, so dass sie schließlich mit Normalgewicht entlassen werden und dieses Gewicht auch in den Folgejahren halten konnte.

Was können Sie tun, wenn Sie merken, dass Sie in der Familie oder mit einem Freund in einen Machtkampf geraten sind? Stellen Sie sich zwei gleich starke Heere vor, die gegeneinander in den Krieg ziehen: Am Ende sind auf beiden Seiten alle niedergemetzelt. Ein sinnloses Unterfangen. Häufig gibt es bei einem Machtkampf letztlich nur Verlierer. Daher heißt es im Volksmund: «Der Klügere gibt nach.» Nachgeben verlangt Großmut, Beherztheit und ist oft ein Risiko, aber es ist weit besser, als in einen aussichtslosen Krieg zu ziehen. Für den Alltag bedeutet das: Sprechen Sie an, wenn Sie merken, dass Sie in einen Machtkampf verstrickt sind. Versuchen Sie den anderen davon zu überzeugen, dass es für Sie beide besser wäre, diesen Machtkampf nicht bis zum Ende auszutragen. Machen Sie den ersten Schritt.

6.7 Wenn nichts hilft, aber Handlungsbedarf ist

Unterbringung bei Selbst- oder Fremdgefährdung. Im Fall von Sabine wurde erwogen, per Gerichtsbeschluss andere mit den Entscheidungen über die Behandlung zu beauftragen. Es erwies sich dann aber als nicht als erforderlich. In der Psychotherapie konnte ein besserer Weg gefunden werden. Dennoch ist es wichtig zu wissen, dass es die Möglichkeit gibt, für Menschen, die sich selbst oder andere gefährden, umgehend eine sogenannte «Verwahrung» auf einer geschlossenen Station in der Psychiatrie zu veranlassen. Eine sofortige «Unterbringung» erfolgt über die Polizei, die vom Arzt oder Familienangehörigen zu überzeugen ist, dass eine Fremd- oder Selbstgefährdung vorliegt (z. B. Selbstmordgefährdung oder sehr ausgeprägtes Untergewicht und fehlende Krankheitseinsicht). Die Betroffene wird dann von der Polizei auf eine geschlossene Station einer psychiatrischen Klinik gebracht. Parallel dazu muss ein Richter am Amtsgericht die Begründung des Sachverhalts überprüfen. Die Unterbringung hat nur Bestand, wenn der Richter ihr zustimmt.

Betreuung. Manchmal verläuft ein Problem eher chronisch, aber es scheint absehbar, dass es früher oder später zu einer lebensbedrohlichen Krise kommt. Dann kann man statt einer Unterbringung überlegen, eine «Betreuung» einzurichten. Auch dies läuft über das Vormundschaftsgericht am Amtsgericht. Die Bearbeitung des Antrags dauert meist einige Wochen. Ein Sachverständiger wird gehört. Das Gericht bestellt einen Betreuer. Das kann ein Verwandter oder auch eine andere vertrauenswürdige Person sein. Die Betreuung kann auf bestimmte Lebensbereiche eingegrenzt werden, wie zum Beispiel Entscheidungen über notwendige Behandlungen, das Ordnen der Finanzen oder den Aufenthaltsort. Bei Betroffenen mit einer sehr schweren Essstörung geht es meistens um eine Betreuung hinsichtlich Behandlung und Aufenthaltsort. Einige wenige Patientinnen mit Bulimia nervosa häufen im Rahmen ihrer Krankheit allerdings auch Schulden an. Dann kann auch eine Betreuung bezüglich der finanziellen Angelegenheiten erforderlich sein.

Der Nachteil einer Unterbringung oder Betreuung zur Behandlung ist allerdings, dass die Betroffenen häufig nicht motiviert sind, in einer von einem anderen verfügte Therapie mitzuarbeiten. Für die Behandlung ist das eine ungünstige Ausgangsbasis. Manche Magersüchtige essen sich unter dem Druck des Gerichtsbeschlusses «aus der Klinik heraus», ohne etwas an ihren essgestörten Gedanken und Einstellungen zu ändern. Der Rückfall ist dann programmiert. Für die Familie ist es jedoch sehr wichtig, dass prinzipiell die Möglichkeit einer gerichtlichen Unterbringung oder einer gerichtlichen Betreuung besteht, auch wenn man jedoch nur in sehr wenigen Situationen davon Gebrauch machen wird. Letztlich wird jedoch kein Arzt oder Therapeut einen Patienten sterben lassen und notfalls auch eine solche Maßnahme ergreifen.

Gemeinsame Beratung und Abstimmung. Auch wenn Eltern manchmal unterschiedlicher Meinung sind, sollten sie sich abstimmen. Tritt die Behandlung einer Essgestörten auf der Stelle, versucht der Therapeut normalerweise, das soziale Netz der Betroffenen irgendwie mit einzuschalten und daraus neue Ideen zu gewinnen. An diesem Prozess kann gegebenenfalls auch die Betroffene teilhaben. Wenn die Essstörung jedoch zu viel Macht über die Betroffenen hat, kann diese nur begrenzt für sich selbst sprechen. Dann sollten sich die Eltern und andere Nahestehende der Betroffenen zusammentun und überlegen, was sinnvoll sein könnte. Dabei sollte sich jeder in die Situation der Betroffenen hineinversetzen und sagen, was er für sie für das Beste hält und welche Funktion Eltern, Freunde usw. dabei übernehmen könnten.

Im Fall von Carolin ging es darum, ihr zu helfen, den Schmerz um den Verlust ihres Freundes zu verarbeiten und eine neue Berufsperspektive zu entwickeln. Es ging darum, ihr Selbstwertgefühl und Selbstvertrauen wieder aufzubauen, so dass sie in einer anderen Partnerschaft die Chance hat, glücklicher zu sein. Es geht also nicht darum, dass Eltern ihre Vorstellungen durchsetzen, sondern darum, dass sowohl Vater als auch Mutter aktive Zuhörer werden. Auf diese Weise können sie sehen, wo ihre Tochter steht und was ihre Bedürfnisse und Gefühle sind. Nicht sinnvoll ist es, wenn ein Elternteil vorschnell seine Meinung sagt und der andere ihm dann in den Rücken fällt und diesen Vorschlag schlechtmacht. Alle Beteiligten sollen ihre Ideen äußern, ohne dass sie bewertet werden und ohne dass die Betroffene diese annehmen muss. Neue Ideen bereichern das Spektrum der Perspektiven. Es gibt nicht nur einen Weg. Keiner sollte aber auf seiner Meinung beharren und die Angelegenheit zu einem Machtkampf werden lassen.

Natürlich kann es helfen, wenn die Eltern gemeinsam überlegen, was ihre Tochter unterstützen könnte und ähnlich argumentieren. Sie sollten ihre Tochter damit aber nicht in die Ecke drängen und ihr vorschreiben, welchen Weg sie gehen muss. Wichtig ist, dass die Betroffene selbst entscheidet – die Betroffene, nicht die Essstörung – was sie künftig tun will. Eltern, Angehörige, Freunde und Lehrer können ihr beratend zur Seite stehen, sollen sie aber mit ihren Ratschlägen nicht erschlagen, sondern lieber ihre Gedanken reflektieren und widerspiegeln und ihr so helfen, ihren eigenen Weg finden. Nur dann kann die Betroffene auch die Erfahrung machen, dass ihre Entscheidungen sie weitergeführt haben und daraus neues Selbstbewusstsein gewinnen.

6.8 Umgang mit Rückfällen

Ist ein Rückfall in gestörtes Essverhalten, zum Beispiel eine Heißhungerattacke mit anschließendem Erbrechen oder eine erneute Gewichtsabnahme, eine Katastrophe? Definitiv nicht! Wir alle kennen Schwankungen unseres Befindens. Auch bei einer Essstörung gibt es bessere und schlechtere Zeiten. Viel wichtiger ist daher, was wir tun, wenn es zu einem Rückfall gekommen ist und was wir aus dem Rückfall lernen. Jeder Rückfall ist auch eine Chance. Jede Krise ist eine Chance. Sprechen Sie rechtzeitig in der Therapie oder mit Angehörigen darüber, was Sie bei einem Rückfall tun werden. Legen Sie sich vorher einen Plan zurecht, was Sie dann unternehmen. Seien Sie dabei so konkret wie möglich, zum Beispiel: mit meinem Freund sofort darüber reden, es gleich in die nächste Psychotherapiestunde einbringen oder überhaupt wieder in Psychotherapie gehen. Es bringt nichts zu moralisieren, das Geschehene zu verurteilen oder zu denken, dass nun alles vermasselt ist. Das wäre nur ein typisches Alles-oder-Nichts-Denken. Was Sie im Rahmen einer Therapie erfahren und gelernt haben, geht durch einen Rückfall nicht verloren. Es ist lediglich wichtig, dass Sie das Gelernte nach einem Rückfall wieder verstärkt einsetzen und sich die Hilfen holen, die Sie nun brauchen. Dann ist ein Rückfall eine Chance, die Dinge wieder mit entsprechendem Einsatz auf die rechte Bahn zu bringen.

7 Wie finde ich Hilfe?

7.1 Wege zu professioneller Hilfe

Wenn Eltern merken, dass ihre Tochter zunehmend von der Essstörung gesteuert wird, werden sie letztlich alles unternehmen, um sie daraus zu befreien. Sie kämpfen nicht gegen ihr Kind, sie kämpfen gegen die Essstörung und um ihr Kind (siehe Abb. 3, S. 13). Die Betroffene erlebt dies allerdings besonders im Anfangsstadium der Erkrankung meist nicht so und wehrt sich gegen die vermeintliche Einschränkung ihrer Person. Es ist daher wichtig, ihr immer wieder zu vermitteln, dass Maßnahmen zu ihrer Befreiung aus der Essstörung letztlich ihr selbst helfen. Nur wenn sie aus der Enge der Essstörung herauskommt, kann sie sich entfalten, sich entwickeln, Erfahrungen machen und wichtige Kompetenzen in anderen Lebensbereichen als der Essstörung aufbauen.

Ist die Betroffene auf Drängen ihrer Eltern und vielleicht in Begleitung ihrer Mutter zum ersten Mal wegen ihrem Essverhalten beim Hausarzt, wird sie wahrscheinlich keinen großen Leidensdruck erkennen lassen und nur zögerlich und widerwillig von der Essstörung berichten. Dadurch hält sie wichtige medizinische Informationen zurück, so dass es für den Arzt schwierig ist zu beurteilen, wie schwer die Essstörung tatsächlich ist. Daher sollten auch Eltern, Partner oder Freunde ihre Beobachtungen und Vermutungen einbringen, auch wenn es der Betroffenen unangenehm sein mag. Andernfalls kann sich die Diagnosestellung jahrelang hinziehen und die Krankheit chronifizieren.

Feste Vereinbarung mit der Betroffenen. Die Betroffene spielt ihre Probleme vielleicht herunter und behauptet, alles allein in den Griff zu bekommen. Dann kann man ihr vorschlagen, eine feste Vereinbarung mit ihr zu treffen. Eine solche Vereinbarung zwischen Tochter und Eltern bzw. Partnern oder Freunden setzt allerdings eine gewisse Bereitschaft und Offenheit der Betroffenen voraus. Andernfalls können sich Konflikte in der Familie verstärken, Machtkämpfe eskalieren und Widerstände sich verstärken. Ist dies der Fall, sollte ein Therapeut einbezogen werden. In einer solchen Vereinbarung sollten die Eltern oder der Freund, mit der Betroffenen ein klares Ziel sowie eine Frist festlegen, bis wann es erreicht sein muss. Erreicht die Betroffene das vereinbarte Ziel, zum Beispiel innerhalb von drei Wochen 1 kg zuzunehmen oder regelmäßig drei Mahlzeiten am Tag zu sich zu nehmen, haben alle Beteiligten Glück und die Essstörung war vielleicht (noch) nicht stark ausgeprägt. Oft aber wird die Betroffene das angestrebte Ziel nicht erreichten. Damit ist jedoch zumindest die Schwere der Essstörung bewiesen. Ist die Betroffene untergewichtig und wird im Beisein von Mutter und Therapeut oder Arzt ein konkreter Vertrag geschlossen, in dem sich die Betroffene verpflichtet, die nächsten drei Wochen jeweils morgens, mittags und abends eine normale Portion zu essen und wenigstens 1 kg zuzunehmen, dann schlägt nach Ablauf dieser Frist die Stunde der Wahrheit. Gelingt es der Betroffenen ein- oder mehrmals nicht, ein derart konkretes, realistisches Ziel zu erreichen, hat die Essstörung zu viel Macht über sie, und die Betroffene benötigt Hilfe.

Erreichbare, konkrete, positiv formulierte Ziele. Die Anfangsziele in einem solchen Vertrag sollten nicht zu hoch gesteckt und so konkret wie möglich formuliert werden. Also nicht: «Alles soll sich ändern». Menschen mit Essstörungen und möglicherweise auch einige ihrer Angehörigen neigen dazu, in Alles-oder-Nichts-Kategorien zu denken. Dies kann eine sinnvolle Zielsetzung erschweren, da die Betroffene möglicherweise findet, dass ein kleines Ziel nichts wert ist – sind die Ziele jedoch zu hoch gesteckt, ist hingegen das Risiko größer, dass sie nicht erreicht werden. Grundsätzlich sollten Ziele positiv formuliert werden. Ein Tennisspieler, der sich vornimmt, nur ja nicht nach links zu spielen (weil dort der Gegner steht), läuft Gefahr, dass sein Ball gerade nach links geht, weil er seine Aufmerksamkeit dorthin gerichtet hat. Besser ist daher die Positiv-Formulierung, sich also innerlich zu sagen: «Ich spiele den Ball nach rechts, wo das Feld ganz frei ist und der Gegner ihn nicht erreicht.» – Entsprechend sollte eine Patientin, die sich regelmäßig erbricht, sich nicht vornehmen, nach dem Essen *nicht* zu erbrechen (negativ formuliertes Ziel), sondern lieber überlegen, was sie stattdessen nach dem Essen tun könnte und sie zugleich daran hindert, sich zu erbrechen. Zum Beispiel: «Ich werde vor dem Essen auf Toilette gehen, damit ich danach für mindestens anderthalb Stunden nicht zur Toilette muss. Nach dem Essen gehe ich stattdessen hinaus und unternehme etwas mit Freunden.» Andere sinnvolle Ziele in dieser Phase sind Erweiterungen des Speiseplans, der bei einen Essstörung meist auf kalorienarme Nahrungsmittel begrenzt wird.

7.2 Irrtümer über Psychotherapien und Psychotherapeuten

A Wenn man sich zusammennimmt, braucht man keine Therapie, sondern kann sich selbst helfen. – Diese Aussage ist falsch!
Richtig ist: Eine ausgeprägte Essstörung ist eine psychische Erkrankung, bei der zwar Eigenverantwortlichkeit gefordert ist, es aber hilfreich und ratsam ist, einen Lotsen an Bord zu haben, der einem den Weg zeigen kann.

B Es ist nicht nötig, das Essverhalten in einer Therapie direkt zu bearbeiten, da es sich von allein normalisiert, wenn zugrunde liegende emotionale Probleme behandelt werden. – Diese Aussage ist falsch!
Richtig ist: Zwar trifft es zu, dass dem gestörten Essverhalten emotionale Probleme zugrunde liegen, doch ist bei einer ausgeprägten Essstörung das gestörte Essverhalten nicht nur zur Gewohnheit geworden, sondern hat auch eine feste Funktion im «Gefühlshaushalt». Deshalb sollte in der Therapie das Essverhalten auf keinen Fall ausgeklammert werden.

C Psychotherapie ist nur etwas für Verrückte. – Diese Aussage ist falsch!
Richtig ist: Jedem Menschen in einer Krisensituation kann eine Psychotherapie helfen, besser mit seinen Problemen fertig zu werden. Eine Essstörung ist keine kleine

Krise. Eine Psychotherapie kann sehr hilfreich sein, wenn die Betroffene bereit ist, sich darauf einzulassen.

D Eine Therapie sollte nur so lange dauern, bis sich das Essverhalten normalisiert hat. – Diese Aussage ist falsch!
Richtig ist: Jede Psychotherapie ist zeitlich befristet. Deshalb ist es sinnvoll, von Anfang an auf vereinbarte Ziele hinzuarbeiten. Wer eine Essstörung gehabt hat, hat auch danach ein erhöhtes Risiko, unter Stress oder in einer belastenden Lebenssituation wieder gestörtes Essverhalten an den Tag zu legen, insbesondere wenn die Therapie zu früh beendet wurde. In der Therapie sollten auch eigene Bedürfnisse und Wahrnehmungen sowie die Wahrnehmung und der Ausdruck von Gefühlen bearbeitet werden.

E Es ist Aufgabe des Therapeuten, die Betroffene dazu zu bringen, dass sie wieder normal isst bzw. sich nicht mehr erbricht. – Diese Aussage ist falsch!
Richtig ist: Das ist zwar ein sinnvolles Ziel für die Therapie, doch nicht in erster Linie die Verantwortung des Therapeuten. Auf eine Psychotherapie trifft das Bild des passiven Patienten, der sich z. B. einen Tumor wegoperieren lässt, nicht zu. Besser passt das Bild eines erfahrenen, kundigen Bergführers, der einen zwar begleiten kann, aber dennoch muss man den Berg selbst erklimmen. Die Begleitung durch den Bergführer mindert die Risiken und erhöht die Möglichkeiten. Es ist aber nicht die Aufgabe des Bergführers, den Wanderer auf den Berg zu tragen.

F Der Psychotherapeut muss den Eltern sagen, was ihr Kind in der Therapie berichtet. – Diese Aussage ist falsch!
Richtig ist: Das Ausmaß der Einbeziehung von Angehörigen hängt vom Alter der Betroffenen ab. Von der Behandlung eines 6-jährigen Kindes wird der Therapeut den Eltern mehr Details berichten als von der Behandlung einer Magersüchtigen von 15 Jahren, auch wenn beide minderjährig sind. Eine Jugendliche wird manches als sehr persönlich und intim empfinden, was sie mit dem Therapeuten bespricht, und würde es ihm nicht berichten, wenn sie annehmen müsste, dass er es ihren Eltern erzählt. Es ist auch nicht nötig, den Eltern Einzelheiten zu erzählen. Der Therapeut muss auch zu Minderjährigen eine Vertrauensbeziehung aufbauen können. Andererseits hat er die Pflicht, die Eltern von besonders wichtigen oder kritischen Dingen zu informieren, zum Beispiel, wenn die Betroffene selbstmordgefährdet erscheint. Vor Beginn der Therapie sollten die Eltern prüfen, ob sie dem Therapeuten dieses Vertrauen entgegenbringen können. Bei der Arbeit mit einer 11-jährigen Patientin wird der Therapeut die Eltern etwas stärker einbeziehen als bei der Arbeit mit einer Patientin, die fast volljährig ist. Letztere muss bald allein selbstverantwortlich handeln. Empfehlenswert sind gemeinsame Gespräche zwischen Betroffener, Therapeut und Angehörigen. Bei dieser Gelegenheit kann die Patientin selbst berichten, wo sie steht.

G Der Therapeut hat den Eltern gegenüber keinerlei Verpflichtung, weil er ja der Therapeut des Kindes ist. – Diese Aussage ist falsch!
Richtig ist: Ist das Kind noch minderjährig, hat der Therapeut durchaus einige Pflichten gegenüber den Eltern. Bei wichtigen Entscheidungen, zum Beispiel bei der Frage, ob eine stationäre Aufnahme oder sofortige Einweisung in eine geschlossene

Station einer psychiatrischen Klinik notwendig ist, muss er die Eltern einbeziehen, solange diese das Sorgerecht für die Minderjährige haben. Im Großen und Ganzen soll der Therapeut die Eltern in dem Maße und in der Weise einbeziehen, wie es erforderlich ist. Dieser Satz kann unterschiedlich ausgelegt werden. Es ist deshalb wichtig, dass sich sowohl die Patientin als auch die Angehörigen einen Eindruck vom Therapeuten machen und Vertrauen zu ihm haben.

Die Einschätzung eines Therapeuten, was erforderlich ist und inwieweit er die Familie einbeziehen muss, hängt von vielen Dingen ab: vom Alter der Patientin, ihrer Wohnsituation, den Konflikten zu Hause und der familiären Gesamtsituation. Angehörige, die verantwortungsvoll handeln, therapeutische Empfehlungen konstruktiv aufnehmen und liebevoll mit der Betroffenen umgehen, können eine sehr große Stütze in der Therapie sein. Andere Angehörige sind überfordert und fühlen sich außerstande, gegenwärtig etwas zur Therapie beizutragen. Dann wird man auf bessere Zeiten warten müssen. Gute Therapeuten ermutigen die Betroffenen dazu, wichtige Dinge, die in der Therapie besprochen wurden, ihren Eltern zu selbst erzählen.

H Nur eine Frau kann eine essgestörte Patientin verstehen. – Diese Aussage ist falsch!

Richtig ist: Kompetenz ist wichtiger, als das Geschlecht des Therapeuten. Selbst über heikle Themen wie sexuellen Missbrauch und andere sehr persönliche und intime Erfahrungen sollte die Betroffene irgendwann auch mit einem Mann (z. B. ihrem Partner) sprechen können, damit dieser sie besser versteht. Manchmal mag es jedoch anfangs leichter sein, heikle Fragen, wie sexuellen Missbrauch durch einen Mann, mit einer Psychotherapeut*in* zu besprechen und zu bearbeiten.

I Eine Familie, die einen Therapeuten einbezieht, hat als Familie versagt. – Diese Aussage ist falsch!

Richtig ist: Professionelle Hilfe in Anspruch zu nehmen, wenn sie erforderlich ist, ist kein Versagen, sondern ein Zeichen für verantwortliches Handeln der Betroffenen, der Angehörigen oder der Freunde. Eine ausgeprägte Essstörung überfordert normalerweise sowohl die Betroffene als auch die Angehörigen bei Weitem. Auch bei einer Blinddarmentzündung nehmen Sie die Hilfe eines Arztes an und riskieren es nicht, diese zu ignorieren. Warum sollten Sie dieses Risiko bei einer Essstörung eingehen?

7.3 Welche Behandlungsmöglichkeiten gibt es?

Meist führt der erste Weg bei einer Essstörung zum Hausarzt (Allgemeinarzt/Internist). Diagnostiziert dieser eine Essstörung, überweist er die Patientin an einen Psychiater (Facharzt für Psychiatrie und Psychotherapie, Facharzt für Psychiatrie und Neurologie, Facharzt für Nervenheilkunde), einen Facharzt für Psychosomatik und Psychotherapie, einen Kinderarzt (Facharzt für Pädiatrie), einen Facharzt für Kinder- und Jugendpsychiatrie oder an einen psychologischen Psychotherapeuten (also ein Psychologe und kein Arzt). Die Diagnose einer Essstörung wird letztlich in einem ausführlichen Gespräch abgeklärt, nicht durch Laborbefunde. Laborbefunde können allenfalls andere Erkrankungen ausschließen. Der Arzt muss also Erfahrung mit anorektischen und bulimischen Essstörungen haben, zumal die Betroffenen ihr Verhalten, ihre Symptome und ihre Beschwerden meist nicht so offen schildern, wie es gut wäre.

Ist die Diagnose eindeutig, ist auch der direkte Weg vom Hausarzt zum Psychotherapeuten möglich. Die Psychotherapie-«Szene» ist für Laien nicht leicht überschaubar. Deshalb im Folgenden einige Erläuterungen:

1. Eine Psychotherapie kann sowohl von einem dafür zugelassenen *Arzt* (ärztlicher Psychotherapeut), als auch von einem dafür ausgebildeten und zugelassenen *Diplom-Psychologen* (psychologischer Psychotherapeut) durchgeführt werden.
2. Eine Psychotherapie wird von der gesetzlichen oder privaten Krankenkasse nur erstattet, wenn der Psychotherapeut (gleichgültig, ob ärztlicher oder psychologischer Psychotherapeut) dafür von der Kassenärztlichen Vereinigung bzw. der Privatkasse zugelassen ist.
3. Ein ärztlicher oder psychologischer Psychotherapeut muss bestimmte fachliche und formale Qualifikationen erfüllen, um von der Kassenärztlichen Vereinigung, der privaten Krankenversicherung oder der Beihilfestelle als Psychotherapeut zugelassen zu werden. Fragen Sie den Psychotherapeuten, ob er diese Kriterien erfüllt. Andernfalls wird die Kasse die Therapiekosten nicht erstatten.
4. Es gibt verschiedene Arten von Psychotherapie, sogenannte Psychotherapieschulen oder -richtungen. Die gesetzlichen und privaten Krankenkassen erstatten die Kosten für Verhaltenstherapie, tiefenpsychologisch fundierte Psychotherapie und Psychoanalyse. Andere Schulrichtungen, wie zum Beispiel Gestalttherapie, Körpertherapie oder Feldenkrais-Therapie, sind zwar interessant, gelten jedoch nicht also sogenannte «Richtlinien-Psychotherapie», das heißt, sie sind nicht im Rahmen der kassenärztlichen Versorgung zugelassen.
5. Die Anzahl der Sitzungen, die innerhalb der kassenärztlichen Versorgung möglich sind, ist begrenzt. Bei einer tiefenpsychologisch fundierten Psychotherapie oder einer Verhaltenstherapie werden maximal 80 Sitzungen erstattet. Danach hat eine zweijährige Therapiepause zu erfolgen, bevor wieder eine ambulante Psychotherapie möglich ist.
6. Damit eine ambulante Psychotherapie von der gesetzlichen Krankenkasse gezahlt wird, müssen Patient und Psychotherapeut nach fünf Probesitzungen (sogenannte «probatorische Sitzungen») einen *Antrag* an die Kasse stellen. Bei privaten Krankenversicherungen läuft es analog. Bei Psychotherapeuten, die bereits viele Jahre tätig sind, genügt ein formaler Kurzantrag. Normalerweise muss der Therapeut jedoch einen detaillierten Antrag mit Begleittext stellen. Der Therapiesuchende sollte wissen, dass ein Therapeutenwechsel innerhalb der ersten fünf (probatorischen) Sitzungen unbürokratisch und problemlos möglich ist. In den ersten Sitzungen wird die Betroffene schnell feststellen, ob sie wohl ein Vertrauensverhältnis zu dem Psychotherapeuten aufbauen kann und ob dieser für ihr Thema genügend qualifiziert ist. Hat sie daran Zweifel, sollte sie innerhalb der probatorischen Sitzungen zu einem anderen Psychotherapeuten wechseln. Weniger sinnvoll wäre es, den Psychotherapeuten mitten in der Therapie zu wechseln, vielleicht gerade dann, wenn er die Betroffene etwas mehr fordert, um sie weiterzubringen.
7. Jeder Vertragsarzt hat eine Liste aller Ärzte seines Bezirkes oder seiner Region. Vermutlich hat Ihr Hausarzt schon mehrfach Patienten zu verschiedenen Psychotherapeuten geschickt und von diesen erfahren, wie die Psychotherapien verliefen. So kann Ihnen Ihr Hausarzt einen geeigneten Therapeuten nennen. Dasselbe gilt

natürlich auch für die «Psycho»-Fachärzte (Facharzt für Psychosomatische Medizin und Psychotherapie, Facharzt für Psychiatrie und Psychotherapie, Facharzt für Psychiatrie und Neurologie, Facharzt für Nervenheilkunde, Facharzt für Kinder- und Jugendpsychiatrie).

8. Auch bei der Kassenärztlichen Vereinigung des Bezirks/der Region gibt es eine Liste aller zugelassenen ärztlichen bzw. psychologischen Psychotherapeuten. Die Kassenärztliche Vereinigung kann Ihnen auf schriftliche oder telefonische Anfrage hin somit ebenfalls ärztliche oder psychologische Psychotherapeuten nennen. In den meisten Regierungsbezirken kann Ihnen die Kassenärztliche Vereinigung auch sagen, wer gerade einen Therapieplatz frei hat. Dies ist eine wichtige Information, weil Psychotherapeuten nicht unbegrenzt viele Patienten behandeln können und sonst längere Wartezeiten für Patienten entstehen können. Wenn Sie die regionale Kassenärztliche Vereinigung nicht ausfindig machen können, rufen Sie die Kassenärztliche Bundesvereinigung an (Tel. 030/4005-0, Fax 030/4005-160) und fragen Sie nach Ihrer regionalen Kassenärztlichen Vereinigung. Oder Sie informieren sich im Internet. Ein ausführliches Verzeichnis finden Sie unter www.kbv.de (= Kassenärztliche Bundesvereinigung KBV, Berlin), wo Sie im Fenster «Schnellnavigation» den Begriff «Arztsuche» auswählen. Eine weitere gute Internetseite ist die der Bundespsychotherapeutenkammer (www.bundespsychotherapeutenkammer.org). Dort wählen Sie unter BPtK (= Bundespsychotherapeutenkammer) zunächst «Landeskammern» und dort das gewünschte Bundesland. Hier finden Sie mit wenigen Klicks Adressen von zugelassenen psychologischen Psychotherapeuten.
9. Wenn Sie bei Ihrem Hausarzt, Facharzt oder bei der Kassenärztlichen Vereinigung Namen von Psychotherapeuten erfragen wollen, werden Sie angeben müssen, ob Sie einen *ärztlichen* oder einen *psychologischen* Psychotherapeuten wollen und – wichtiger noch – ob Sie einen *tiefenpsychologisch fundiert* ausgerichteten oder einen *verhaltenstherapeutisch* ausgerichteten Psychotherapeuten haben wollen. Abbildung 8 verdeutlicht die Möglichkeiten. Zurzeit sind die meisten niedergelassenen Psychotherapeuten psychologische Psychotherapeuten.

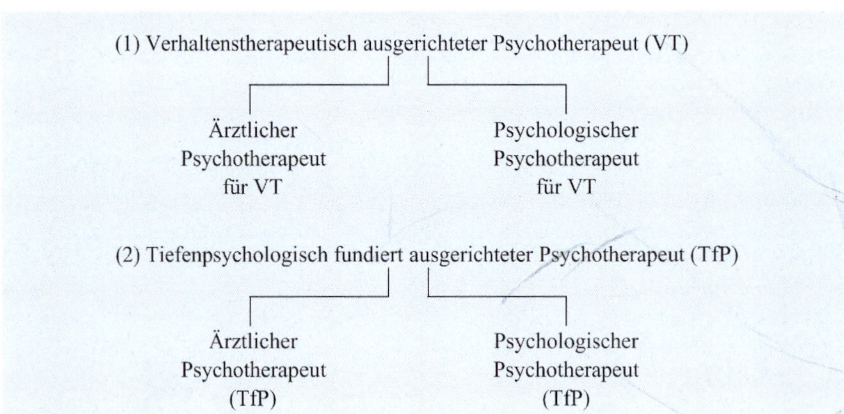

Abb. 8. Psychotherapeutische Ausrichtungen von ärztlichen und psychologischen Psychotherapeuten.

Einzel- und Gruppentherapien. Ambulant werden bisher überwiegend Einzelpsychotherapien angeboten. Dies dürfte sich jedoch in Zukunft ändern, da Gruppenpsychotherapien für die Therapeuten finanziell aufgewertet wurden und der Begutachtungsprozess dafür vereinfacht wurde. Im stationären Rahmen gibt es meist verschiedene Gruppen, je nach Störung und Problembereich (sogenannte «Indikativgruppen»). Wenn das Alter der Patienten und die Art der Erkrankung (Essstörung) in einer Gruppe ähnlich sind, kann eine Gruppentherapie deutlich effektiver sein als eine Einzeltherapie. Inzwischen gibt es in einigen Kliniken sogar Untergruppen für bestimmte Essstörungspatienten, zum Beispiel solche, die sowohl eine Essstörung als auch eine Borderline-Persönlichkeitsstörung haben, oder solche, die Traumata erlebt und zu bewältigen haben.

7.4 Psychotherapierichtungen

Verhaltenstherapie

Zur Verhaltenstherapie von Essstörungen gibt es, zumindest was bulimische Essstörungen angeht, zahlreiche wissenschaftliche Untersuchungen. Diese haben sich insbesondere mit der *Kognitiven Verhaltenstherapie* befasst. Die Kognitive Verhaltenstherapie geht von folgenden Annahmen aus:

1. Die grundlegenden Überzeugungen und Werthaltungen jedes Menschen sind gelernt.
2. Wir lernen unser ganzes Leben lang dazu, auch in der Psychotherapie.
3. Bestimmte Gedanken und Verhaltensweisen verfestigen sich, wenn sie beachtet oder belohnt werden (sogenannte «Verstärkung»). Andererseits wird ihr Auftreten unwahrscheinlicher, wenn sie unbeachtet bleiben. Wirft ein Junge die Fensterscheibe des Nachbarn ein und erhält Prügel dafür von seinem Vater, können auch diese Prügel sein Verhalten verstärken, zum Beispiel wenn der Junge in der Familie sonst wenig Zuwendung erfährt und durch sein negatives Verhalten wenigstens irgendeine Form von Zuwendung erfährt. Auch unsere Gedanken und unser Verhalten werden – je nachdem, wie die Umwelt darauf reagiert – verstärkt oder gelöscht.
4. Wenn wir wesentliche Gedanken von uns, wie zum Beispiel «Ich habe versagt», bewusster wahrnehmen und destruktive Gedanken- und Verhaltensmuster besser erkennen, können wir sie verändern, indem wir ihnen neue und angemessenere Gedanken und Bewertungen entgegensetzen.

Ein solcher gelernter, destruktiver Gedankengang kann sein: «Wenn ich die Prüfung nicht mit einer Supernote schaffe, bin ich ein Versager.» Im Rahmen der Kognitiven Verhaltenstherapie würde man darauf hinarbeiten, andere Bewertungen anzuregen, zum Beispiel: «Wenn ich die Prüfung nicht mit einer Eins schaffe, sondern nur mit einer Zwei oder Drei, ist das immerhin gut oder zufriedenstellend.» Eine weitere alternative Bewertung wäre: «Dies ist nur eine Prüfung, und selbst wenn ich eine Prüfung nicht schaffe, bin ich noch lange kein Versager.» In der Therapie lernen wir, unsere Situation oder uns selbst anders zu bewerten. Der Therapeut hilft, grundlegende Überzeugungen und Werthaltungen an einzelnen Beispielen herauszuarbeiten und zu konstruktiveren neuen Grundhaltungen und Überzeugungen zu gelangen, die das Selbstwertgefühl aufbauen, statt es zu zerstören. Darüber hinaus wird in der Verhaltenstherapie von Essstörungen in Rollenspielen auch konkretes Verhalten eingeübt. Dabei geht es zum Beispiel darum, seine Rechte zu erkennen und durchzusetzen, seine Bedürfnisse wahrnehmen, Nein sagen zu lernen, wo man Nein meint, und seine Gefühle auf sinnvolle Weise zum Ausdruck zu bringen. Die Förderung der Wahrnehmung eigener Bedürfnisse und Gefühle und die Vermittlung von Möglichkeiten, diese auszudrücken, ist in der Therapie von Essstörungen zentral. Eine Übersicht über verschiedene Störungsbereiche und Behandlungsansätze bei Essstörungen enthält Tabelle 4.

Tiefenpsychologisch fundierte Therapie

Die tiefenpsychologisch fundierte Psychotherapie geht im Wesentlichen zurück auf Sigmund Freud und andere Psychoanalytiker wie C.G. Jung, Alfred Adler etc. Eine bekannte Psychoanalytikerin, die sich viel mit Essstörungen befasste, war Hilde Bruch, die «Der goldene Käfig» und andere Bücher über Essstörungen verfasste. Innerhalb der tiefenpsychologisch fundierten Therapie gibt es unterschiedliche Strömungen. Gemeinsam sind ihnen folgende Annahmen:

1. Die Entwicklung des Menschen lässt sich in bestimmte Stadien einteilen.
2. Störungen in bestimmten kindlichen Entwicklungsstadien sind die Ursache späterer psychischer Erkrankungen.
3. Ein Großteil unseres gesunden und krankhaften Verhaltens folgt unbewussten Motiven und Konflikten. Einen wichtigen Einfluss haben Konfliktkonstellationen, denen wir in der Kindheit ausgesetzt waren und die, weil unbewusst, auch unser Verhalten als Erwachsener in hohem Maße bestimmen.
4. In der Regel ist es erforderlich, die ursprüngliche Konfliktkonstellation in der Kindheit aufzudecken.
5. Die Bewusstmachung der unbewussten Motive und Konflikte ändert die Gedanken, Einstellungen sowie das Verhalten.

Psychoanalyse

Die Psychoanalyse geht im Wesentlichen von denselben Annahmen aus wie die tiefenpsychologisch fundierte Psychotherapie, dauert aber normalerweise länger. Die Betroffene liegt dabei bequem auf einer Couch, der Therapeut sitzt hinter ihr. Auf diese Weise kann die Patientin den Therapeuten nicht sehen, umgekehrt dieser sie aber schon. Die Psychoanalyse arbeitet viel mit freien Assoziationen des Patienten. Sie führt – im Vergleich zur tiefenpsychologisch fundierten Therapie – zu einem tieferen Verständnis möglicher Zusammenhänge zwischen Konfliktsituationen und Traumata in früheren Jahren und der bestehenden Erkrankung.

Tab. 4. Störungsbereiche und mögliche Behandlungsansätze

1. Gestörtes Essverhalten
Beratung über gesunde Ernährung und Verhaltenstherapie bzgl. Essverhalten: ▶ Verhaltensanalyse ▶ Expositionsbehandlung (Konfrontation) bezüglich Essen: Tagesstrukturierung mit drei festen Hauptmahlzeiten und Zwischenmahlzeiten ▶ Erweitern des Nahrungsspektrums (keine «verbotenen» Nahrungsmittel) ▶ Kein Essen außerhalb fester Mahlzeiten oder Zwischenmahlzeiten ▶ Bei häufigem Erbrechen zusätzliche Gabe von Elektrolyten, besonders Kalium
2. Störungen der Körper- und Gefühlswahrnehmung
Wahrnehmungstraining: ▶ Körperorientierte Übungen ▶ Schulung der Körperwahrnehmung ▶ Schulung der Gefühlswahrnehmung
3. Störungen im Ausdruck von Gefühlen
Training des Gefühlsausdrucks: ▶ Katharsisübungen («Dampf ablassen») ▶ Aufbau sozialer Kompetenz im Rollenspiel ▶ Übungen zum angemessenen Ausdruck von Gefühlen
4. Unangemessene, irrationale Gedanken, Überzeugungen und Werthaltungen
Kognitive Verhaltenstherapie: ▶ Analyse von Auslösereizen, Verhalten und Konsequenzen des Verhaltens ▶ Herausarbeiten unangemessener Gedanken und Überzeugungen ▶ Infragestellen unangemessener Gedanken und Überzeugungen ▶ Aufbau rationaler, angemessener Gedanken und Überzeugungen
5. Unter- oder Übergewicht
Gewichtskontrolle und -management: ▶ Essen, wenn man hungrig ist, nicht wenn man unter Druck steht (vermindert Risiko für Heißhungerattacken) ▶ Bei Untergewicht: allmählicher Aufbau des Körpergewichts, z. B. durch verhaltenstherapeutisches Gewichtsprogramm mit klaren Zielvereinbarungen und Belohnungen, Zwischenmahlzeiten, Nahrung mit mehr Kalorien, gegebenenfalls Ernährung mit einer Magensonde
6. Passivität und Mangel an Verantwortungsübernahme
▶ Bearbeitung vorhandener Ängste, z. B. vor Zurückweisung ▶ Tagesstrukturierung und Aktivierung ▶ Heranführung an Verantwortungsübernahme

▶

Tab. 4. Fortsetzung

7. Dauerhafte, anhaltende Belastungen, belastende Lebensereignisse bei unzureichender Bewältigungskompetenz
▶ Entscheidungsfindung, Klärung von Ambivalenzen (Hin- und Hergerissenheit) ▶ Einbeziehen des sozialen Umfeldes (Eltern, Partner etc.)
8. Biologisch (genetisch) bedingte Anfälligkeit
▶ Bei Bulimie und «Binge-Eating»-Störung eventuell Gabe von Antidepressiva, speziell Serotonin-Wiederaufnahmehemmer (Fluoxetin) akut oder zur Vermeidung von Rückfällen nach einer Psychotherapie
9. Ängste vor Rückfall und Aufrechterhaltung des in der Therapie Erreichten
«Maintenance»-Programm ▶ Vorbereitung auf mögliche Problemsituationen und Klärung, wie man damit umgehen kann ▶ Schrittweises Heranführen an den Alltag ▶ Weiterführende Therapie einleiten

7.5 Umgang mit Ärzten, psychologischen Psychotherapeuten und Mitarbeitern von Beratungsstellen

Wie erkennen Sie, ob Sie in guten Händen sind, wenn Sie schließlich zum Arzt gehen oder eine Psychotherapie beginnen? Kein Arzt oder Psychotherapeut weiß alles. Jeder Mensch macht Fehler. Wichtig ist, dass Ihr Arzt oder Psychotherapeut Erfahrung mit der Diagnostik und Therapie von Essstörungen hat. Erkundigen Sie sich, ob dies der Fall ist. Fragen Sie den Arzt oder Psychotherapeuten selbst und fragen Sie andere. Fragen können Sie Ihren Hausarzt, Freunde und Bekannte, die einmal eine Therapie gemacht haben, und Selbsthilfeorganisationen. Die Listen von Selbsthilfeorganisationen sind nur sehr bedingt tauglich, da ihnen keine Qualitätsprüfung der aufgelisteten Ärzte und Psychotherapeuten zugrunde liegt. Als Betroffene mögen Sie sich beim ersten Schritt in Richtung Psychotherapie auch fragen, ob es nicht doch ohne geht, ob es nicht blamabel ist und was alles auf Sie zukommt. Als Vater oder Mutter haben Sie vielleicht (in der Regel unberechtigte) Schuldgefühle, weil sie «es nicht geschafft haben». Sie könnten sich sorgen, ob Ihre Tochter bei dem Therapeuten gut aufgehoben ist, oder sich ärgern über das Vorgehen des Therapeuten. Sie könnten eifersüchtig werden, weil der Therapeut besser mit Ihrer Tochter zurechtzukommen scheint als Sie. Alle diese Gefühle haben ihren Platz und können in der Therapie, in die gegebenenfalls auch Angehörige miteinbezogen werden, angesprochen werden. Natürlich können Sie als Angehöriger auch für sich selbst psychotherapeutische Hilfen zu suchen. Im Folgenden sind konkrete Situationen aus der Praxis geschildert, die Ihren Blick schärfen sollen.

Medikamente. Ein Psychiater spricht beim ersten Gespräch nur wenige Minuten mit der Betroffenen. Dann greift er zum Rezeptblock und verschreibt ihr ein Medikament. Die Patientin hat eine anorektische oder bulimische Essstörung. Es mag sein, dass der Psychiater in den wenigen Minuten die richtigen Fragen gestellt hat und die richtige Diagnose erkannte. Es wäre aber voreilig, schon nach so kurzer Zeit die Weichen für eine medikamentöse Therapie zu stellen (z. B. mit einem Antidepressivum). Bevor man das tut, wäre noch vieles zu besprechen, zum Beispiel: Hat die Betroffene bereits derartige Medikamente eingenommen? Wie hat sie diese vertragen? Wie steht sie dazu, Medikamente zu nehmen? Was weiß sie über diese Medikamente? Ist sie über die Nebenwirkungen der Medikamente aufgeklärt worden? Bei minderjährigen Betroffenen sollten auch die Eltern in die Entscheidung für eine medikamentöse Therapie einbezogen werden. Bisher gibt es kein Medikament gegen Magersucht, dessen Wirksamkeit nachgewiesen ist. Daher sind hier Medikamente nur in Ausnahmefällen sinnvoll, zum Beispiel bei einer zusätzlichen psychischen Erkrankung wie einer Depression.

Zweifel an der Diagnose. Der Arzt oder Psychotherapeut scheint nicht die richtige Diagnose gestellt zu haben. Dazu kann es kommen, wenn die Betroffene mit dem tatsächlichen Ausmaß ihrer Essstörung hinter dem Berg hält, die Symptome herunterspielt oder den Arzt oder Psychotherapeuten offen belügt. In diesem Fall können Sie fehlende Informationen im Gespräch ergänzen, damit sich der Arzt oder Psychotherapeut ein besseres Bild machen kann. Technische Befunde und Labortests sollten nur eingesetzt werden, um andere Erkrankungen auszuschließen. Zur eindeutigen Diagnosestellung einer Magersucht oder Bulimie tragen sie nichts bei. Es sollte daher nicht kostbare Zeit, die man sinnvoller für Psychotherapie einsetzen würde, durch wiederholte und unnötige Diagnostik vergehen.

Angehörige angemessen informieren. Psychotherapeuten sollten auch die Angehörigen in die Therapie einbeziehen. Für die Psychotherapie von Kindern und Jugendlichen unter 18 Jahren gibt es eine eigene Gebührenziffer, um eine Hauptbezugsperson (z. B. Eltern, Partner) einzubeziehen. Ist die Betroffene noch recht kindlich, sollte ein Kinder- und Jugendlichenpsychotherapeut oder ein Facharzt für Kinder- und Jugendpsychiatrie und Psychotherapie die Therapie durchführen. Erwachsene Betroffene sind meist bestrebt, nicht mehr bevormundet zu werden und wollen selbständig entscheiden. Grundsätzlich hat ein Therapeut bei Minderjährigen die Möglichkeit, die Erziehungsberechtigten bei therapeutischen Entscheidungen ausreichend mit einzubeziehen, zum Beispiel bei der Verschreibung von Medikamenten oder bei einer Wochenendbeurlaubung aus der Klinik. Bei Jugendlichen ist es für Therapeuten nicht immer einfach, das richtige Maß an Schweigepflicht einerseits und Informationspflicht gegenüber den Erziehungsberechtigten andererseits zu finden. Die Eltern einer noch recht kindlichen 12-Jährigen wird ein Psychotherapeut sehr viel stärker in die Therapie einbeziehen als die Eltern einer 17-Jährigen mit starken Selbständigkeitsbestrebungen, die mit deren Einverständnis bereits in einer Wohngemeinschaft außerhalb des Elternhauses wohnt. Die Betroffene kann in der Therapie nur offen sein, wenn sie darauf vertrauen kann, dass der Psychotherapeut sehr persönliche und intime Dinge für sich behält (Schweigepflicht). Andererseits haben die Erziehungsberechtigten von Minderjährigen ein Informationsbedürfnis und das Recht, informiert zu werden. Je älter die Jugendliche ist, desto mehr Verständnis und Fingerspitzengefühl braucht der Psychotherapeut, um das rechte Maß zu finden.

Einbeziehung der Angehörigen und Bezug zum Alltag. Unabhängig vom Alter der Betroffenen können Angehörige, Partner und Freunde meist vieles berichten, was für Diagnostik und Therapie hilfreich ist und eine wichtige Stütze in der Therapie sein kann. Sie können die Betroffene im Alltag beobachten und sehen beispielsweise, wie sie isst, ob sie Heißhungerattacken hat oder ob sie erbricht. Diese Informationen kann ein Therapeut wiederum in die Therapieplanung einbeziehen, die dadurch umso realitätsnäher wird. Angehörige merken auch eher, wenn die Betroffene wieder abnimmt. Bei den Therapieterminen versteckt die Betroffene ihre Figur möglicherweise unter weiter Kleidung. Das soziale Umfeld ist bei einer stationären Krankenhausbehandlung oder stationären Rehabilitation ganz besonders wichtig. Meist bessert sich der körperliche und seelische Zustand der Betroffenen während des Klinikaufenthaltes erheblich, es ist jedoch schwierig, die in der stationären Therapie gelernten Dinge auch zu Hause anzuwenden. Dies wird erleichtert, wenn Personen aus dem alltäglichen Umfeld der Betroffenen in irgendeiner Weise in die Behandlung einbezogen werden. Förderlich sind besonders gegen Ende der stationären Behandlung gelegentliche Therapiesitzungen mit der Betroffenen und wichtigen Bezugspersonen (z. B. Eltern, Partner). Darüber hinaus werden in einer guten stationären Behandlung schwierige Situationen, die nach Entlassung auftreten können, besprochen und beispielsweise in Rollenspielen geübt, wie man damit umgehen kann. Auch dies fördert den Transfer des in der Klinik Gelernten in den Alltag. Wenn Sie den Eindruck haben, dass der Therapeut Sie zu wenig einbezieht, machen Sie sich bemerkbar und erzählen Sie ihm von Ihren Beobachtungen.

Apotheken. Wenn eine junge, auffällig schlanke Frau in einer der Apotheken in Prien Abführmittel kaufen will, wird sie diese wahrscheinlich unverrichteter Dinge wieder verlassen. Der Apotheker dort nimmt sich sehr viel Zeit, das Ansinnen der Betroffenen zu hinterfragen und ihr zu vermitteln, wie schädlich Abführmittel langfristig sind. Es wäre schön, wenn alle Apotheker und Ärzte darauf hinwirken würden, dass Abführmittel, Appetitzügler, Schilddrüsenhormone und Mittel, die das Erbrechen erleichtern, nicht so leicht zu erhalten sind, und die Betroffenen noch einmal darüber nachzudenken, ob sie derartige Medikamente einnehmen wollen.

«Doktor-Shopping». Das häufige Wechseln des Arztes oder Psychotherapeuten ist sicher oft von Nachteil. Im Volksmund heißt es: «Viele Köche verderben den Brei.» Wenn man unsicher ist, kann es zwar sinnvoll sein, eine zweite unabhängige Meinung einzuholen, nicht sinnvoll ist es jedoch, den Arzt und/oder Psychotherapeuten ohne guten Grund zu wechseln. Insbesondere sollte man ihn nicht wechseln, wenn gerade eine wichtige Entscheidung ansteht. Immer wieder wollen Patienten dann einen anderen Arzt oder Therapeuten, wenn die Therapie an einen Punkt kommt, wo sie aufgefordert sind, ihr eigenes Verhalten zu ändern. Nicht selten sagen die Patienten dann, der bisherige Therapeut verstehe sie nicht. In diesem Fall sollten die Angehörigen die Betroffene ermutigen, die wirklichen Gründe für ihren Wunsch, den Therapeuten zu wechseln, direkt mit ihm zu besprechen. Auch wenn die Betroffene das Gefühl hat, dass ihr Therapeut andere Ziele verfolgt als sie, sollte sie offen mit ihm darüber sprechen. Manchmal gibt es gute Gründe für einen Therapeutenwechsel, aber oft wollen die Betroffenen damit auch einer Aufgabe ausweichen, der sie sich stellen sollten.

Beratungsstellen. Neben niedergelassenen Ärzten und Psychotherapeuten sowie Kliniken sind auch einige Beratungsstellen auf die Behandlung von essgestörten Patienten spezialisiert. Die Berater dort sind meist Sozialpädagogen oder Diplom-Psychologen. Adressen von Beratungsstellen können Sie über den Bundesfachverband für Essstörungen (BFE) erhalten (Adresse im Anhang, S. 99). Außerdem gibt es Selbsthilfeorganisationen mit einem niederschwelligen Angebot. Damit ist gemeint, dass man dort Beratungssitzungen oder Gruppenangebote ohne langfristige größere Verpflichtung aufsuchen kann. Manchen Betroffenen genügt dies. Allerdings haben nur wenige Selbsthilfeorganisationen auch ein Angebot für Angehörige.

7.6 Ambulante und stationäre Therapie

Die meisten Psychotherapien erfolgen ambulant als Einzeltherapie. Leider werden bisher kaum spezialisierte ambulante Gruppenpsychotherapien angeboten. Stationäre Einrichtungen gibt es in Deutschland viele. Allerdings sind nur wenige davon ausreichend auf die Behandlung von Essstörungen eingerichtet. Eine ausreichende Spezialisierung besteht, wenn es Gruppen und Stationen gibt, die ausschließlich für Patientinnen mit Essstörungen vorgesehen sind. Auf diese Weise sind gezieltere Therapien möglich als in Gruppen oder Stationen, in denen Patienten mit unterschiedlichen Erkrankungen zusammengefasst werden. Teilstationäre Einrichtungen, die auf die Behandlung von Essstörungen spezialisiert sind, gibt es in Deutschland nur ganz wenige. Rar sind auch betreute Wohngruppen für Essgestörte, wie es sie zum Beispiel bei «ANAD-Pathways» in München gibt.

Bei einer akuten Krise oder wenn die Essstörung so schlimm ist, dass eine ambulante Therapie nicht ausreicht oder gar nicht erst aufgenommen werden kann, wird man über eine stationäre Behandlung nachdenken und überlegen, wie diese in die Wege geleitet werden kann. Die internationale «Association of Eating Disorders» (AED) ist eine in den USA entstandene, zunehmend international ausgerichtete große Organisation zur Förderung der Diagnostik und Therapie von Essstörungen. Dort engagieren sich auch Betroffene und Angehörige. Die AED hat 1996 eine «World Charter for Eating Disorders» (Weltweite Charta für Essstörungen) verabschiedet (siehe Anhang, S. 92 ff.). Diese Charta fordert unter anderem, dass die stationäre Behandlung von Essstörungen in einer darauf spezialisierten Einrichtung zu erfolgen hat. Muss eine essgestörte Patientin wegen Selbstmordgefahr in eine geschlossene psychiatrische Klinik eingewiesen werden, wird sie dort natürlich auch mit Patienten mit anderen psychischen Störungen untergebracht sein. Eine mehrwöchige Psychotherapie ist allerdings vielversprechender, wenn sie auf einer Spezialstation einer Einrichtung erfolgt, die langjährige Erfahrung mit essgestörten Patienten hat. Einige dieser Einrichtungen in Deutschland werden als Rehabilitations(Reha)-Kliniken geführt, andere als Akutkliniken (intensivere Krankenhausbehandlung). Im ersten Fall muss der Aufenthalt beim zuständigen Reha-Träger, meistens die Deutsche Rentenversicherung, beantragt werden, im zweiten Fall bei der zuständigen gesetzlichen oder privaten Krankenkasse. Generell gilt, dass eine Krankenhausbehandlung intensiver sein muss als eine Reha-Behandlung, das ergibt sich bereits aus dem Pflegesatz. In beiden Fällen muss der Hausarzt, Facharzt oder Psychotherapeut ein ausführliches Attest (1,5–2 Seiten) über die Notwendigkeit der stationären Behandlung abfassen. Ihr Hausarzt weiß, wie so etwas in die Wege zu leiten ist.

Unterstützung durch Angehörige je nach Alter der Betroffenen

Zur Frage, was die Familie tun kann, werden Sie unterschiedliche Ratschläge hören. Auch Bücher zu diesem Thema raten den indirekt Betroffenen Unterschiedliches. Die Familientherapeuten James Lock von der Stanford-Universität in Kalifornien und Daniel le Grange von der Universität von Chicago haben ein Buch geschrieben mit dem Titel «Help Your Teenager Beat an Eating Disorder» [2005]. Es ist hervorragend für Eltern von jüngeren Teenagern. Ein wesentliches Ziel dieses Buches ist es, Eltern zu helfen, eine gemeinsame Haltung zu finden und ihre elterliche Autorität gegenüber dem jungen Jugendlichen wieder herzustellen. Für Angehörige von Betroffenen, die nicht älter als ca. 14 Jahre alt sind, sind die Hinweise in dem Buch sehr gut.

Essgestörte, die 15 Jahre oder älter sind, wollen allerdings meistens mehr Autonomie und eigene Kontrolle. Welche Hinweise und Ratschläge hilfreich sind, hängt also vom Alter der Betroffenen und der individuellen Situation ab. Dies zu berücksichtigen ist wichtig. Übernehmen Sie nicht unbesehen Ratschläge aus diesem oder anderen Büchern, sondern prüfen Sie erst, ob sie zu Ihrer Situation passen.

Angehörigen, Freunden und Lehrern von jungen jugendlichen Betroffenen empfehle ich «Help Your Teenager Beat an Eating Disorder» das genannte Buch von Lock und le Grange [2005], oder «Just a Little Too Thin. How to Pull Your Child Back from the Brink of an Eating Disorder» von Michael Strober und Meg Schneider [2005]. Leider gibt es beide Bücher bislang nur auf Englisch.

Das vorliegende Buch wurde besonders für Betroffene im mittleren und fortgeschrittenen Jugendalter sowie Betroffene im Erwachsenenalter und deren Angehörige und Freunde verfasst. Der Fokus liegt hier stärker auf Eigenverantwortung, Selbstreflexion und Verhaltensänderung der Betroffenen sowie darauf, was indirekt Betroffene zur positiven Veränderung der Situation beitragen können.

Offenheit und kritisches Hinterfragen des eigenen Lebens

Erwachsene sind Vorbilder, ob sie es wollen oder nicht. Wenn Eltern ihrer jugendlichen Tochter raten, nicht so viele Diäten zu machen, dies aber selbst tun, sind sie nicht glaubwürdig. Wirksamer als Ratschläge ist es, selbst nach den eigenen Grundsätzen zu leben und offen mit Fragen und Problemen unseres Lebens umgehen.

Viele Eltern sind auch unsicher, wie eine gesundheitsfördernde Erziehung heute aussehen muss. Soll man sein Kind schützen und vor den Problemen der Welt bewahren? Oder soll man es möglichst vielen Problemen aussetzen, damit es selbst Antworten und Lösungen findet? Vätern und Müttern von Betroffenen sei angeraten, sich die folgenden Fragen zu stellen:

- Was haben Ihnen Ihre eigenen Eltern vermittelt, wie man körperlich aussehen sollte?
- Wie sahen die Rituale gemeinsamen Essens in Ihrer Herkunftsfamilie aus?
- Wie wurde mit Problemen umgegangen? Wurden sie ausgeklammert, totgeschwiegen, vermieden oder konnte man offen darüber sprechen?
- Haben Sie selbst feste Essensrituale?
- Versuchen Sie selbst, Ihr Essverhalten stark zu kontrollieren? (Oft führt dies dazu, dass Ihr Kind sich nicht mehr kontrollieren lassen will.)

- Oder erlauben Sie beinahe alles? (Dann weiß Ihr Kind vielleicht nicht, worauf es sich stützen kann, und Sie haben es schwer, ein gewisse elterliche Kontrolle auszuüben.)
- Hängt Ihr Selbstwertgefühl manchmal davon ab, wie viel und was Sie gegessen haben? Gefallen Sie sich selbst?
- Gab oder gibt es Alkohol- oder Drogenprobleme in der Familie? (Ein Unglück kommt selten allein.)
- Gab oder gibt es in der Familie Missbrauch im weitesten Sinne, sei es verbal, in Form physischer Gewalt oder sexuell?
- Wird es in Ihrer Familie eher vermieden, Konflikte und Probleme direkt anzusprechen?

Wir leben in einer Welt, in der Diäten propagiert werden und Schlankheit mit Erfolg gleichgesetzt wird. Wundern Sie sich nicht, wenn Sie merken, dass auch für Sie das Thema Essen nicht unbelastet ist und Sie einige der Fragen mit Ja beantwortet haben. Es ist gut, wenn Sie offen und selbstkritisch sind. Es ist aber auch ratsam, dass Sie für sich Klarheit in diesen Fragen gewinnen, vielleicht auch mit der Hilfe eines Psychotherapeuten. Kinder tun nicht das, was man ihnen sagt, sondern das, was man ihnen vorlebt. Man nennt dies «Lernen am Modell». Kinder übernehmen auf diese Weise auch Gewohnheiten oder Haltungen, die man ihnen als Vater oder Mutter gar nicht vermitteln möchte. Ein Vater, der selbst raucht, ist wenig überzeugend, wenn er seinem Sohn sagt, dass Rauchen ungesund ist und er damit erst gar nicht anfangen soll. Eine Mutter, die selbst Diäten macht und um eine schlankere Figur kämpft, ist wenig glaubwürdig, wenn sie ihrer Tochter versichert, dass sie sie liebt, egal wie sie aussieht.

7.7 Hilfe aus dem Internet: Möglichkeiten und Gefahren

Das Internet enthält zahllose Informationen über Essstörungen und ihre Behandlung. Nicht ganz leicht ist es, bei der Suche nach etwas Bestimmtem seinen Weg durch das Internet zu finden. Hilfreich sind Suchmaschinen wie www.google.de oder www.yahoo.de (international: www.google.com oder www.yahoo.com). Besonders schwierig ist es, die Qualität der Informationen, die man im Internet findet, zu bewerten. Wenn Sie im Internet auf den Namen eines Therapeuten oder einer Klinik stoßen, wissen Sie selten, wie diese Adresse ins Internet gelangt ist und ob sie wirklich hilfreich oder im Gegenteil gar schädlich ist. Sie brauchen also zusätzliche Informationen. Sie können Ihren Arzt, Psychotherapeuten oder Selbsthilfeorganisationsgruppen fragen.

Pro ana und pro mia. Geben Sie im Internet in eine Suchmaschine den Begriff «pro ana» oder «pro mia» ein, dann gelangen Sie auf erschreckende Internetseiten und Diskussionsforen, in denen ein Lebensstil propagiert wird, der die Erhaltung von *An*orexi*a* nervosa (pro ana) oder Buli*mia* nervosa (pro mia) fördert. Pro ana und pro mia sind Bewegungen von Mager- bzw. Ess-Brech-Süchtigen im Internet, die Anfang des 21. Jahrhunderts in den USA entstanden sind und sich von dort nach Europa ausgebreitet haben. Sie betrachten Magersucht bzw. Bulimie als gewählten Lebensstil und nicht als Krankheit. Anhänger dieser Bewegungen lehnen Behandlung und Heilung ab («Anti-Recovery»). Im Namen von pro ana und pro mia werden anorektische und bulimische Essstörungen als erstrebenswert dargestellt und glorifiziert. Betroffene erhalten verdichtete Informationen, wie sie ihre Essstörung vertiefen und verfestigen können. Auf einigen Seiten werden Gedichte dargestellt, die anorektische und bulimische Essstörungen verherrlichen. Bisher ist nicht untersucht, welche Schäden bei Betroffenen oder Personen «auf der Kippe» durch diese Internetseiten ausgelöst werden können. Beispielsweise werden auf Pro-ana-Seiten 10 «*Anti-Gebote*» vermittelt: (1) Wenn ich nicht dünn bin, bin ich nicht attraktiv. (2) Dünn sein ist wichtiger als gesund sein. (3) Ich muss alles tun, um dünner auszusehen. (4) Ich darf nicht essen, ohne mich schuldig zu fühlen. (5) Ich darf nichts essen, ohne danach Gegenmaßnahmen zu ergreifen. (6) Ich muss Kalorien zählen und meine Nahrungszufuhr dementsprechend gestalten. (7) Die Anzeige der Waage ist am wichtigsten. (8) Gewichtsverlust ist gut, Zunahme schlecht. (9) Du bist niemals zu dünn. (10) Dünn sein und Nahrungsverweigerung sind Zeichen wahrer Willensstärke und Erfolgs.

Wer dieses Buch aufmerksam gelesen hat, wird immun gegen derartige Sätze sein. Junge Menschen, die mit ihrem Leben nur schwer zurechtkommen und nach alternativen Wegen suchen, können von diesen Seiten vermutlich zu einer Essstörung verführt werden. Umso wichtiger, dass Sie darüber Bescheid wissen, damit Sie dazu beitragen können, den Schaden durch derartige einseitige Informationen bei der Betroffenen in ihrem sozialen Umfeld zu begrenzen.

Anhang 1

Weltweite Charta für Essstörungen*

Präambel

Angesichts der Tatsache,

... dass Essstörungen – Anorexia nervosa, Bulimia nervosa, «Binge-Eating» und verwandte Störungen – ernste psychische Erkrankungen sind, die verheerende Auswirkungen auf das physische, psychische und soziale Wohlbefinden von Millionen Menschen jeden Alters, deren Familien und sonstige Bezugspersonen haben (Anorexia nervosa hat eine der höchsten Sterblichkeitsraten aller psychischen Erkrankungen),

... dass die bestmögliche Behandlung eine partnerschaftliche Zusammenarbeit zwischen den Behandelnden, der Patientin und ihrer Familie und ihren Bezugspersonen einschließt,

... dass PatientInnen mit einer Essstörung und deren Angehörige ein Recht haben, in Behandlungsentscheidungen einbezogen zu werden und in respektvolle, fortlaufende Kommunikation mit den Behandelnden bezüglich wichtiger behandlungsbezogener Information und Entwicklungen einbezogen zu werden,

... dass Patientinnen und Patienten mit Essstörungen ein Recht auf evidenzbasierte Behandlung von hoher Qualität haben, die von kompetenten Behandelnden in angemessener Intensität und Dauer erbracht wird,

... dass PatientInnen das Recht auf vollständige Bezahlung (durch Krankenversicherung oder staatliche Stellen) einer essstörungsspezifischen Behandlung zum frühestmöglichen Zeitpunkt haben,

* Übersetzung: Manfred M. Fichter und Monika Brandstätter;

... dass diese Charta allgemeingültige Ideale und Behandlungsstandards fordert, welche von der Regierung, dem Gesundheitswesen und der Öffentlichkeit angestrebt werden sollen,

nehmen die Unterzeichner hiermit diese Charta an und rufen alle Beteiligten auf, sie umzusetzen.

Deutsche Gesellschaft für Essstörungen e.V. (DGESS)
Österreichische Gesellschaft für Essstörungen (ÖGES)
Academy of Eating Disorders (AED)
u.a.

Entwicklung der Charta

Diese Charta stellt für Menschen mit einer Essstörung und deren Angehörige eine Liste ihrer grundlegenden Rechte und angemessenen Erwartungen bezüglich Essstörungsbehandlung und essstörungsbezogenen Dienstleistungen zusammen. Sie wurde in Zusammenarbeit mit der Academy of Eating Disorders (AED) und mit anderen wissenschaftlichen Gesellschaften für Essstörungen von PatientInnen und Angehörigenorganisationen weltweit erstellt. Der Inhalt basiert auf den Ergebnissen einer großen internetgestützten Umfrage der Hauptinteressengruppen (Betroffene, Angehörige sowie EssstörungsexpertInnen), welche im Jahr 2006 durchgeführt wurde.

Dieses Dokument wurde mit dem Wissen erstellt, dass die Qualität von und der Zugang zu spezialisierten Beratungs- und Behandlungsleistungen nicht weltweit gleich sind. Die Charta ist daher eher eine Perspektive als ein Vertrag. Die Charta kann Betroffenen und Nahestehenden ein Hilfsmittel sein bei der Suche nach geeigneten Behandlungsverfahren und -einrichtungen. Sie soll ihnen helfen, nicht hilfreiche, veraltete und unprofessionelle Behandlungsmaßnahmen in Frage zu stellen. Diese Charta stellt der Gesundheitspolitik und den Behandlungseinrichtungen die grundlegenden Bausteine für die Entwicklung von Behandlungsprogrammen mit hoher Qualität zur Verfügung.

Dieses Dokument geht davon aus, dass eine partnerschaftliche Beziehung zwischen PatientInnen, Angehörigen und dem behandelnden Team – mit Rechten und Pflichten für alle Beteiligten – für eine gute Behandlungseinrichtung und Praxis unerlässlich ist.

Rechte von PatientInnen und Angehörigen

Der Begriff «Angehöriger» wird hier in Bezug auf jedwede Familienmitglieder, Partner oder andere Nahestehende einer Person mit einer Essstörung verwendet.

I *Recht auf Kommunikation mit und Information durch die Behandelnden*

- Ebenso wie PatientInnen mit anderen körperlichen und seelischen Erkrankungen haben auch EssstörungspatientInnen ein Recht darauf, dass ihr Zustand ernst genommen wird.

- PatientInnen haben ein Recht darauf, einfühlsam und respektvoll behandelt zu werden.
- Patientinnen haben ein Recht darauf, dass ihnen ihre Krankheit, die sie auslösenden und aufrechterhaltenden Faktoren, die Gesundheitsrisiken, die Prognose und die Behandlungsmöglichkeiten in verständlichen Worten erklärt werden und dass ihnen die Möglichkeit gegeben wird, Fragen zu stellen und Sorgen bezüglich ihrer Erkrankung oder deren Behandlung zu besprechen.
- PatientInnen haben das Recht auf eine vollständige Erklärung und Begründung der Regeln und Bestimmungen der Behandlungseinrichtung.
- PatientInnen haben das Recht, aktiv in die Entscheidungen über ihre Behandlung eingebunden zu werden.

Hinsichtlich Evaluation und Planung von Behandlungseinrichtungen

- Die Anregungen und Rückmeldungen der PatientInnen und der Angehörigen sollen bei der Planung und beim Aufbau künftiger spezialisierter Behandlungseinrichtungen berücksichtigt werden.
- Die PatientInnen und Angehörigen sollen routinemäßig in die Evaluation von Behandlungseinrichtungen einbezogen werden.

II Recht auf umfassende Diagnostik und Behandlungsplanung

- PatientInnen haben ein Recht auf eine umfassende Erfassung ihrer körperlichen, emotionalen und sozialen Bedürfnisse.
- PatientInnen haben ein Recht darauf, dass ein Behandlungsplan erstellt wird.

III Recht auf erreichbare, hochwertige, voll finanzierte, spezialisierte Beratung und Behandlung

- PatientInnen dürfen erwarten, von einem Arzt oder Therapeuten behandelt zu werden, der in Bezug auf die Diagnostik und Behandlung der körperlichen und seelischen Aspekte ihrer Krankheit kompetent ist.
- PatientInnen können erwarten, dass es leicht zugängliche und auf Essstörungen spezialisierte Behandlungseinrichtungen gibt.
- PatientInnen sollen das Recht auf gleichen Zugang zu voll finanzierter, spezialisierter Behandlung haben.

IV Recht auf respektvolle, gut informierte, altersgemäße und sichere Behandlungsstandards

- PatientInnen haben ein Recht darauf, über die Evidenzgrundlage jedweder Behandlung, die ihnen angeboten wird, informiert zu werden, einschließlich der potentiellen Vor- und Nachteile dieser und alternativer Behandlungsmöglichkeiten.
- PatientInnen haben ein Recht darauf, in angemessenem Umfang über die Behandlungsergebnisse einer bestimmten Behandlungseinrichtung informiert zu

werden sowie darüber, wie diese im Vergleich zu anderen veröffentlichten Ergebnissen einzuschätzen sind.

- PatientInnen sollen so früh wie möglich auf Gesundheitsrisiken aufmerksam gemacht werden; diese sind bei Behandlungsentscheidungen zu berücksichtigen.
- PatientInnen können erwarten, dass ihre Behandlung ihren Ernährungszustand, ihren Allgemeinzustand, ihre seelische Gesundheit und ihre Lebensqualität berücksichtigt.
- PatientInnen können erwarten, dass die Behandlung auch Maßnahmen zur Rückfallprävention beinhaltet.
- PatientInnen können erwarten, dass die Behandlungsdauer der Art und Schwere ihrer Krankheit entspricht.

Hinsichtlich stationärer Rehabilitation und Krankenhausbehandlung

- PatientInnen sollen in der sie am wenigsten einschränkenden Umgebung – abgestimmt auf das bestehende körperliche Risiko – behandelt werden.
- Kinder und Jugendliche sollen in altersentsprechenden Behandlungseinrichtungen behandelt werden.
- Drohungen, Nötigung oder Bestrafung haben keinen Platz in der Behandlung von Essstörungen.
- In lebensbedrohlichen Situationen, in denen eine Hospitalisierung und/oder Zwangsernährung der Betroffenen für deren Gesundheit und Sicherheit auch gegen ihren Willen unerlässlich sind, sollen diese Behandlungsmaßnahmen in spezialisierten Einrichtungen durchgeführt werden. Darüber hinaus sollen sie unter größtmöglicher Achtung der Würde der Betroffenen und nur nach sorgfältigem Abwägen aller verfügbaren Alternativen durchgeführt werden.

Hinsichtlich ambulanter Behandlung

- PatientInnen haben ein Recht darauf, informiert zu werden, wie sie in Krisensituationen die erforderliche Hilfe finden können.

Hinsichtlich des Wechsels zwischen Einrichtungen

- PatientInnen können erwarten, dass die Behandelnden ihnen helfen, den Übergang von einem Krankenhaus in ihr Leben zuhause vorzubereiten und zu bewältigen.
- PatientInnen können erwarten, dass bei einem Wechsel in eine andere Einrichtung ein umfassender schriftlicher Bericht dorthin übermittelt wird.

V Recht der Angehörigen, als Ressourcen in die Behandlung eingebunden zu werden und entsprechend informiert, geachtet und respektiert zu werden

- Angehörige haben das Recht, mit Empathie und Respekt behandelt zu werden.
- Betreuende haben das Recht, als Ressource und geschätzte Partner in der Behandlung der ihnen nahestehenden Person gesehen zu werden.
- Angehörige sollen angemessen in die Diagnostik und Behandlung der Betroffenen eingebunden werden. Die genaue Art und das Ausmaß der Einbindung der Angehörigen soll sowohl die Wünsche der PatientIn als auch der Angehörigen berücksichtigen.

- Angehörige sollen angemessen informiert werden, wenn die mit der Essstörung einer Betroffenen verbundenen Risiken hoch sind. Ist die Betroffene im heimatlichen Umfeld, sollen ihnen Hinweise gegeben werden, wie mit diesen Risiken umzugehen ist.

VI Recht der Angehörigen auf leicht zugängliche und geeignete Unterstützung und Aufklärung

- Angehörigen soll dabei geholfen werden, ihre stützende Rolle wahrnehmen zu können.
- Angehörige haben ein Recht darauf, Informationen und Aufklärung über die Krankheit der ihnen nahestehenden Person zu erhalten.

Diese Charta fordert die Verantwortlichen in Politik und Gesundheitsversorgung auf,

die Gesellschaft aufzuklären und zu informieren durch Maßnahmen, die

- Essstörungen enttabuisieren, das Verständnis für sie fördern, vermitteln, dass eine Essstörung als Krankheit ernst zu nehmen ist, und das Bewusstsein über die Ursachen von Essstörungen schärfen,
- das öffentliche Bewusstsein für die Anzeichen und Symptome von Essstörungen steigern,
- umfangreiche Informationen über Beratungs- und Behandlungseinrichtungen zur Verfügung stellen.

Dies beinhaltet

- die Zusammenarbeit mit Medien, um genaue Informationen über Essstörungen zur Verfügung zu stellen und zu helfen, die kulturelle Perspektive in Bezug auf Fragen der Körperwahrnehmung, des Gewichts und der Ernährung zu verändern,
- die Entwicklung wirkungsvoller Präventionsprogramme z. B. an Schulen und Universitäten,
- die Aufklärung und Schulung von Personen auf unterschiedlichen Ebenen des Gesundheitssystems hinsichtlich der Erkennung und Behandlung von Essstörungen, um so die Qualität der Versorgung zu verbessern,
- die Schaffung der notwendigen Anzahl bedarfsgerechter spezialisierter Behandlungseinrichtungen,
- den Zugang zu vollständig erstatteter, spezialisierter Beratung und Behandlung für die Betroffenen,
- die finanzielle Förderung von Forschung über Essstörungen.

Näheres zu dieser Charta findet man unter *www.dgess.de.*
Über die Website der Österreichischen Gesellschaft für Essstörungen (OEGES; *www.oeges.org.at*) besteht außerdem die Möglichkeit, sich persönlich zur Unterstützung dieser «Charta» einzutragen.

Anhang 2

Mahnende Worte an Eltern

Eltern tun gut daran, sich zu besinnen, dass ihre Kinder ein Recht auf ein eigenständiges Leben haben. In der Literatur gibt es genügend Beispiele dafür, dass Kinder für egoistische Zwecke verwendet werden können. Solange sie klein sind, können sie sich dagegen nicht wehren, später sind sie vielleicht abhängig. Wie viele Dynastien gab es, in denen Kinder nicht sich selbst verwirklichen konnten, sondern Opfer einer Familien- und Erblinie waren? Wie leicht kann es geschehen, dass wir von unseren Kindern das erhoffen und erwarten, was wir selbst tun wollten, uns aber durch die Zeit verwehrt war? Der Philosoph und Dichter Khalil Gibran [1923] hat die Bedeutung, Kinder als eigenständige Wesen zu sehen, sehr klar und schön in seiner Schrift «Von den Kindern» zum Ausdruck gebracht:

Von den Kindern (Auszug)

Eure Kinder sind nicht eure Kinder.
Sie sind die Söhne und Töchter der Sehnsucht des Lebens nach sich selber.
Sie kommen durch euch, aber nicht von euch,
Und obwohl sie mit euch sind, gehören sie euch doch nicht.
Ihr dürft ihnen eure Liebe geben, aber nicht eure Gedanken,
Denn sie haben ihre eigenen Gedanken.
Ihr dürft ihren Körpern ein Haus geben, aber nicht ihren Seelen,
Denn ihre Seelen wohnen im Haus von morgen, das ihr nicht besuchen könnt, nicht einmal in euren Träumen.
Ihr dürft euch bemühen, wie sie zu sein, aber versucht nicht, sie euch ähnlich zu machen.
Denn das Leben läuft nicht rückwärts, noch verweilt es im Gestern.

Anhang 3

Hilfreiche Adressen

Kliniken mit Spezialstationen für essgestörte PatientInnen (Deutschland)

- Medizinisch-psychosomatische Klinik Roseneck im Verbund mit der Universität München (LMU), Am Roseneck 6, 83209 Prien am Chiemsee, Tel. 08051/68-0, *www.schoen-kliniken.de/klinik-roseneck.*
- Medizinisch-psychosomatische Klinik Bad Bramstedt, Birkenweg 10, 24576 Bad Bramstedt, Tel. 04192/504-0, *www.schoen-kliniken.de.*
- Klinik am Korso, Ostkorso 4, 32545 Bad Oeynhausen, Tel. 05731/181-0, *www.klinik-am-korso.de.*
- MediClin Seepark Klinik, Sebastian-Kneipp-Str. 1, 29389 Bad Bodenteich, Tel. 05824/21-0, *www.seepark-klinik.de.*
- Klinik Lüneburger Heide, Am Klaubusch 21, 29549 Bad Bevensen, Tel. 05821/960-0, *www.klinik-lueneburger-heide.de.*

Betreute Wohngruppen für essgestörte PatientInnen (Deutschland)

- ANAD-Pathways, Therapeutische Wohngemeinschaft für Frauen und Männer mit Essstörungen, Pilotystr. 6, 80538 München, Tel. 089/219973-0, *www.anad-pathways.de.*

Adressen von Selbsthilfeorganisationen für Betroffene (und gegebenenfalls Angehörige)

Deutschland

- NAKOS – Nationale Kontakt- und Informationsstelle für Anregungen und Unterstützung von Selbsthilfegruppen (NAKOS), Wilhelmsdorferstr. 39, 10627 Berlin, Tel. 030/31018960, *www.nakos.de.*
  Eine Dachorganisation für Selbsthilfeorganisationen für die gesamte Medizin. Sie können dort Adressen spezieller Selbsthilfeorganisationen, z. B. von Selbsthilfegruppen für Essgestörte in Ihrer Region erfahren.

- Cinderella – Aktionskreis Ess- und Magersucht e.V., Westendstr. 35, 80339 München, Tel. 089/502-1212, Fax 089/502-2575, *www.cinderella-rat-bei-essstoerungen.de.*
  Einzelberatung, Gruppen, Pressearbeit sowie Vermittlung von Adressen von Kliniken, Therapeuten und Beratungsstellen in Deutschland. Adressen sind «selbstgelistet», d.h. jede Einrichtung kann sich dort eintragen. Man muss sich also selbst ein Bild von den vermittelten Behandlungsstellen machen.
  ANAD Selbsthilfe bei Anorexia und Bulimia Nervosa e.V., Rottmannstr. 5, 80333 München, Tel. 089/5236633, *www.anad-pathways.de.*
  Service analog dem von Cinderella.
- ANAD e.V. Beratungsstelle, Psychosoziale Beratungsstelle bei Essstörungen, Poccistr. 5, 80336 München, Tel. 089/219973-0, beratung@anad.de, *www.anad-pathways.de.*
- Beratungszentrum bei Essstörungen, Dick & Dünn e.V., Innsbrucker Str. 37, 10825 Berlin, Tel. 030/8544994, dick-und-duenn@freenet.de, *www.dick-und-duenn-berlin.de.*
- Frankfurter Zentrum für Essstörungen, Hansaallee 18, 60322 Frankfurt/M., Tel. 069/550176, *www.essstoerungen-frankfurt.de.*
- Overeaters Anonymus, Postfach 10 62 06, 28062 Bremen, Tel. 0421/327224, *www.overeatersanonymus.de.*

Österreich

- Dachverband der Selbsthilfeorganisationen und -gruppen in Österreich, *www.fgoe.org.sie.htm.*
  Adressen mit Hilfsangeboten (ohne Gewähr).

Verbände, Stiftungen usw.

Deutschland

- Deutsche Gesellschaft für Essstörungen e.V. (DGESS), *www.dgess.de.*
  Wissenschaftliche Fachgesellschaft zur Förderung der Forschung und der Versorgungssituation für Betroffene und Angehörige.
- Bundesfachverband Essstörungen BFE e.V., Pilotystr. 6/Rgb., 80538 München, Tel. 089/23684119, Fax 089/21997323, E-Mail bfe-essstoerungen@gmx.de, *www.bundesfachverbandessstoerungen.de.*
  Dachorganisation für Beratungsstellen und Kliniken im Essstörungsbereich in Deutschland.
- Christina Barz-Stiftung, Stiftung im Stifterverband für die Deutsche Wissenschaft. Deutsches Stiftungszentrum (DSZ), Postfach 16 44 60, 45224 Essen, *www.stifterverband.org* oder *http://stiftungen.stifterverband.info/t155_barz/index.html*
  Vergibt Wissenschaftspreise und Forschungsstipendien.

Österreich

- Verein Netzwerk-Essstörungen, Fritz-Pregl-Str. 5, 6020 Innsbruck, Tel. +43 (0)512/576026

Schweiz

- KOSCH – Koordination und Förderung von Selbsthilfegruppen in der Schweiz, Laufenstr. 12, 4053 Basel, Tel. +41 (0)61/3338601, Tel. Auskunftsdienst unter +41 (0)84/8810814
  Dachorganisation für Selbsthilfe in der Medizin.
- Schweizerische Anorexia Nervosa Stiftung, Klünenfeldstr. 22, 4127 Birsfelden, Tel. +41 (0)61/3771507, Fax +41 (0)61/3771710, *www.anorexia-nervosa.ch.*
  Fördert wissenschaftliche Projekte, hat eigene Website.
- Expertennetzwerk Essstörungen Schweiz (ENES), siehe unten.

Internet-Informationen über Essstörungen, Behandlungsmöglichkeiten und mehr

Deutschland

- *www.ab-server.de*
  Gut aufbereitete Informationen über Essstörungen; Foren für Betroffene und Angehörige; Adressen von Hilfsangeboten.
- *www.anad-pathways.de*
  Allgemeine Informationen und Adressen von Beratungsstellen sowie Kliniken.
- *www.bulimie-online.de*
  Allgemeine Informationen über Bulimie für Betroffene und Angehörige; Literaturempfehlungen und Angebot von Online-Beratungen.
- *www.cinderella-rat-bei-essstoerungen.de*
  Allgemeine Informationen der Selbsthilfeorganisation «Aktionskreis Ess- und Magersucht e.V. (Cinderella) sowie Adressen von Beratungsstellen und Kliniken.
- *www.dgess.de*
  Deutsche Gesellschaft für Essstörungen e.V.; Informationen der wissenschaftlichen Essstörungsgesellschaft für Deutschland. Charta für Behandlung von Essstörungen, Stellungnahme gegenüber Modeindustrie. Beschreibung laufender Forschungsprojekte. Interessante Web-Seite.
- *www.essprobleme.de*
  Allgemeine Informationen über Essstörungen und Fettleibigkeit; Chat und Foren für Austausch zwischen Betroffenen.
- *www.stifterverband.org*
  Christina Barz-Stiftung; Stiftung im Stifterverband der Deutschen Wissenschaften, Essen.
- *www.hungrig-online.de*
  Allgemeine Informationen über Essstörungen; Adressen von Hilfsangeboten und Literaturempfehlungen; Möglichkeiten für Austausch mit Betroffenen und Angehörigen.
- *www.nakos.de*
  Web-Seite der Deutschen Dachorganisation für verschiedenste Bereiche von Essstörungen bis Reizdarm. Infos über regionale Selbsthilfeorganisationen und -gruppen zum Thema Essstörungen.
- *www.magersucht.de*
  Infos für Betroffene und Angehörige; Angebot von Online-Beratung (ohne Gewähr).

- *www.kbv.de*
  Web-Seite der Kassenärztlichen Bundesvereinigung (Berlin); für die regionale Suche nach Fachärzten (Psychosomatik und Psychotherapie; Psychiatrie und Psychotherapie; ärztlicher Psychotherapeut) und psychologischen Psychotherapeuten.
- *www.bundespsychotherapeutenkammer.org*
  Hilfreich bei der regionalen Suche nach approbierten psychologischen Psychotherapeuten.

Österreich

- *www.oeges.org.at*
  Web-Seite der Österreichischen Gesellschaft für Essstörungen (OEGES), c/o Zentrum für Essstörungen, Weiherburgstr. 1A, 6010 Innsbruck, E-Mail info@oeges.or.at; Infos über Essstörungen allgemein und besonders in Österreich. Interessante Web-Seite.
- *www.fgoe.org/sie.htm*
  Dachverband der österreichischen Selbsthilfegruppen; Adressen von Hilfsangeboten.
- *www.psyonline.at*
  Therapeutensuche in Österreich (ohne Gewähr).
- *www.verhaltenstherapie.at*
  Auf Patientenratgeber klicken, dann auf Essstörungen.
- *www.psychnet.at*
- *www.setpoint.at* (Selbsthilfe)

Schweiz

- *www.netzwerk-essstoerungen.ch*
  Expertennetzwerk Essstörungen Schweiz (ENES). Infos über Essstörungen in der Schweiz. Aktualisierte Liste von Therapeuten, Beratungsstellen und Kliniken (ohne Gewähr), Veranstaltungen, Literaturempfehlungen (Schweiz).
- *Website in Vorbereitung*
  Schweizerische Anorexia-Nervosa-Stiftung. Förderung wissenschaftlicher Projekte.

Weitere lohnenswerte Links

- *www.mybmi.de*
  Zeigt, wie Sie Ihren BMI (Body Mass Index) berechnen können.
- *www.suchtpraevention.ch*
- *www.caringonline.com*
  Englische Seite.

Dank

Ich danke allen Betroffenen, ihren Geschwistern, Eltern, Partnern und sonstigen Angehörigen, die mir über die Jahrzehnte ihr Vertrauen schenkten und mir offen über ihre Sorgen und Nöte berichteten. Dies war immens wichtig, um Essstörungen als Krankheitsbild besser zu verstehen und Möglichkeiten für verbesserte Therapie zu entwickeln.

Ich danke meinen akademischen Mentoren, die mir hinsichtlich Psychotherapie (Robert P. Liberman, Arnold Lazarus), Psychiatrie (Detlef Ploog, Hanns Hippius) und Essstörungen (Gerald F.M. Russell) Anleitungen zum vertieften Verständnis gaben.

Ich danke all jenen, die die wissenschaftlichen Arbeiten meiner Arbeitsgruppe zum Themenbereich Essstörungen über die Jahrzehnte gefördert haben. Dies sind staatliche Einrichtungen wie das Bundesministerium für Forschung und Bildung (BMBF), die Deutsche Forschungsgemeinschaft (DFG) und das National Institute of Health (NIH in den USA) sowie Stiftungen (Price Foundation; Wilhelm Sander Stiftung; Christina-Barz-Stiftung), Herrn Michael Barz sowie anderen Sponsoren.

Ich danke meinen Mitarbeitern seinerzeit im Max-Planck-Institut für Psychiatrie Station 4, an der Psychiatrischen Klinik für Psychiatrie und Psychotherapie der Universität München (LMU) und insbesondere meinen Mitarbeitern in der Medizinisch-Psychosomatischen Klinik Roseneck für die zahlreichen Anregungen zur Verbesserung der Therapiemöglichkeiten für Betroffene mit einer Essstörung.

Insbesondere danke ich hinsichtlich dieses Buches Herrn Raymond Fehlbaum, dem Initiator der Schweizerischen Anorexia-Nervosa-Stiftung, durch dessen Initiative unsere Angehörigenseminare entstanden. Besonderer Dank gebührt auch Frau Dr. med. Silke Naab, Frau Dr. phil. Jennifer Svaldi und Herrn Dipl.-Psych. Markus Fumi für die Durchführung der Wochenendseminare und ihre Anregungen zu dem Buchmanuskript.

Ich danke meiner Frau und meinen drei inzwischen erwachsenen Kindern für ihr Verständnis und ihre Geduld hinsichtlich meiner Arbeit.

Zitierte* und lesenswerte Literatur

Bruch H: Der goldene Käfig. Frankfurt/M., Fischer, 1982.*

Bryant-Waugh R, Lask B: Eating Disorders. A Parents' Guide. Revised Edition. East Sussex, Brunner-Routledge, 2004.* *Britischer Ratgeber für Eltern junger Betroffener.*

Bundeszentrale für gesundheitliche Aufklärung (BZgA): Ess-Störungen. Leitfaden für Eltern, Angehörige, Partner, Freunde, Lehrer und Kollegen. Köln, Bachem, 2001. *Schmales Bändchen mit begrenzter Information.*

Cuntz U, Hillert A: Essstörungen: Ursachen – Symptome – Therapien. München, Beck, 1998. *Gute Übersicht.*

Eisler I, Dare C, Russell GF, Szmukler G, le Grange D, Dodge E: Family and individual therapy in anorexia nervosa. A 5-year follow-up. Arch Gen Psychiatry 1997;54:1025–1030.*

Fairburn CG, Cooper Z, Doll HA, Davies BA: Identifying dieters who will develop an eating disorder: A prospective, population-based study. Am J Psychiatry 2005;1:2249–2255.*

Fichter M, Quadflieg N: Strukturiertes Inventar für Anorektische und Bulimische Essstörungen (SIAB). Göttingen, Hogrefe, 1999. *Testbögen und Manual für eine detaillierte Diagnostik von Essstörungen als Selbsteinschätzung (SIAB-S) und als Experten-Interview (SIAB-EX).*

Gerlinghoff M, Backmund H: Ess-Störungen. Ein Ratgeber für Angehörige. München, Deutscher Taschenbuch Verlag, 2005. *Ratgeber für Angehörige.*

Gibran K: Der Prophet. Düsseldorf, Walter, 1923.*

Hudson JI, Hiripi E, Pop HG, Kessler RC: The prevalence and correlates of eating disorders in the National Comorbidity Survey Replication. Biol Psychiatry 2007;61:348–358.*

Kafka F: Ein Hungerkünstler. Berlin, Die Schmiede, 1924.* *Äußerst lesenswert, nicht nur für Literaturliebhaber.*

Kessler RC, McGonagle KA, Zhao S, Nelson CB, Hughes M, Eshleman S, Wittchen H-U, Kendler KS: Lifetime and 12-month prevalence of DSM-III-R psychiatric disorders in the United States. Results from the National Comorbidity Survey. Arch Gen Psychiatry 1994;51:8–19.*

Lock J, le Grange D: Help your Teenager Beat an Eating Disorder. New York, Guilford, 2005.* *Sehr guter Ratgeber, allerdings nur für Eltern von jungen Betroffenen (10–15 Jahre).*

Natenshon AH: When Your Child Has an Eating Disorder. A Step-by-Step Workbook for Parents and Other Caregivers. San Francisco, Jossey-Bass, 1999.* *Hilfreicher amerikanischer Ratgeber für Eltern von Betroffenen.*

Parker G: Parental Overpotection. A Risk in Psychosocial Development. New York, Grune und Stratton, 1983.*

Paul T, Thiel A: Eating Disorder Inventory-2. Deutsche Version. Göttingen, Hogrefe, 2004.* *Selbsteinschätzungsskala für Essgestörte (EDI-II)*

Pauli D, Steinhausen H-C: Ratgeber Magersucht. Informationen für Betroffene, Eltern, Lehrer und Erzieher. Göttingen, Hogrefe, 2006.**Schmales Ratgeberbändchen.*

Russell GF, Szmukler GI., Dare C; Eisler I: An evaluation of family therapy in anorexia nervosa and bulimia nervosa. Arch Gen Psychiatry 1987;44:1047–1056.* *Bedeutsame frühe wissenschaftliche Veröffentlichung zur Familientherapie von Magersucht.*

Seyfahrt K: Mein Weg aus der Magersucht. Bad Homburg, Bircher-Brenner, 1992. *Bericht einer Betroffenen*

Strober M, Schneider M: Just a Little Too Thin. How to Pull Your Child Back from the Brink of an Eating Disorder. Cambridge, Da Capo Lifelong, 2005.* *Amerikanischer Ratgeber für Eltern von jungen Betroffenen vom Herausgeber des «International Journal of Eating Disorders».*

Szmukler GI., Eisler I, Russell GF, Dare C: Anorexia nervosa, parental 'expressed emotion' and dropping out of treatment. Br J Psychiatry 1985;147:265–271.*

Teachman BA, Schwartz MB, Gordic BS, Coyle BS: Helping Your Child Overcome an Eating Disorder. Oakland, New Harbinger, 2003.* *Amerikanischer Ratgeber für Eltern von Betroffenen.*

Treasure J: Gemeinsam die Magersucht besiegen. Ein Leitfaden für Betroffene, Freunde und Angehörige. Weinheim, Beltz, 2001. *Ratgeber für Betroffene und Angehörige.*

Treasure J, Smith G, Crane A: Skills-Based Learning for Caring for a Loved One with an Eating Disorder. The New Mandsley Method. East Sussex, Routledge, 2007.

Vandereycken W, van Deth R, Meermann R: Hungerkünstler, Fastenwunder, Magersucht. Eine Kulturgeschichte der Essstörungen. Zülpich, Biermann, 1990. *Sehr interessante kulturhistorische Übersicht über die Geschichte und kulturelle Aspekte der Essstörungen.*

Vandereycken W, Meermann R: Magersucht und Bulimie. Bern, Huber, 2003.* *Ratgeber vorwiegend für Betroffene mit einem kurzem Abschnitt für Angehörige.*

Wardetzki B: Iss doch endlich mal normal! Hilfen für Angehörige von essgestörten Mädchen und Frauen. München, Kösel, 2006* *Angehörigenratgeber.*